U0213866

乔装的失眠

的失眠

李明 —— 著

知识产权出版社
全国百佳图书出版单位
——北京——

图书在版编目（CIP）数据

乔装的失眠 / 李明著. — 北京：知识产权出版社，2022.8
ISBN 978-7-5130-8233-4

Ⅰ.①乔… Ⅱ.①李… Ⅲ.①失眠—生理心理学②失眠—精神疗法 Ⅳ.①R749.7②B845

中国版本图书馆 CIP 数据核字（2022）第 124430 号

责任编辑：刘　爽　　　　　　　责任校对：潘凤越
封面设计：研美设计　　　　　　责任印制：刘译文

乔装的失眠

李明　著

出版发行：知识产权出版社 有限责任公司	网　　址：http://www.ipph.cn
社　　址：北京市海淀区气象路 50 号院	邮　　编：100081
责编电话：010 - 82000860 转 8125	责编邮箱：39919393@qq.com
发行电话：010 - 82000860 转 8101/8102	发行传真：010 - 82000893/82005070/82000270
印　　刷：三河市国英印务有限公司	经　　销：各大网上书店、新华书店及相关专业书店
开　　本：880mm×1230mm　1/32	印　　张：8.875
版　　次：2022 年 8 月第 1 版	印　　次：2022 年 8 月第 1 次印刷
字　　数：203 千字	定　　价：58.00 元
ISBN 978-7-5130-8233-4	

苦难无法避免，但我们可以选择不被它折磨。

"睡吧论坛"建立至今已有十年了，加上很久之前自己陷于失眠的十几年，可以说在过去的二十多年里，我每天都在面对各种各样的痛苦，自己的痛苦、别人的痛苦……如今，我已经可以从容地，甚至"麻木"地把失眠当作一个工具，当作自我反省、自我改变的契机，不断督促自己和他人通过这个工具来改善人生。

我已经摆脱失眠困扰很多年。从高三开始断断续续长达十几年的失眠，那些曾经刻骨铭心的痛苦夜晚，如今回想起来已无波澜。

两年前，一个比失眠更巨大的磨难降临——爱人突然被检查出癌症，那一刻我明白了什么是晴天霹雳。孩子三岁，我们一家三口生活在异国他乡，身边没有亲人。那段时间，为了拿到准确的诊断，我们奔波于不同的医疗机构，进行各种检测，焦虑地等待结果。然而，所有的检测、判断无一乐观，生活陷入了前所未有的困境，医生的确诊结果浇灭了我们最后一丝侥幸。

然而，生活却在这个冰冷的时刻迎来了转机。

从失眠中走出来的经验告诉我：任何事情的发生都有其原因，也一定有解决的办法。和面对失眠时一样，我静下心来，带着爱人一起反省我们之前的生活。

回想起来，爱人的症状是突发的。那段时间我们因矛盾而陷入冷战，她的情绪变化剧烈。再想到前面的两三年，她很多时候都处于消极状态，缺乏生机和活力，苦苦地寻求"出路"却一直无果，无法享受当下的亲密时光……这样的生活状态和失眠者的日常状态一模一样。

于是，我做了个假设：虽然听起来是患上了了不得的重病，但这个病只是一种症状，它和失眠类似，是当前生活状态的反映。我们需要做的，只是改变自己，改变自己的生活。能想到这一层，真要感谢在睡吧的经历——这些年来，我帮助的人实际上也在帮助我，让我懂得自省，懂得去分辨表象和内因，看到痛苦，也看到痛苦背后的真相。

我和爱人长谈，告诉她我的想法，分析了之前的状态，解释了这一切发生的过程，她立刻就明白了。接着，不可思议的事情发生了：在接到最令人绝望的消息两个小时之后，我们已经将痛苦反转，一家人变得前所未有地互相理解，我们感到极为清醒，内心也充满了希望。

之后很长的一段时间，爱人都在接受各种治疗。治疗虽然带来很多副作用，但生活却因为有了反思而变得积极。音乐常常陪伴，每天都会进行运动，一家人总是很享受在一起的时光。爱人多了很多兴趣，结识了新的朋友……因为这场重病，我们的生命反而变得丰富多彩，充满欢声笑语，我们也真正适应了海外生活。就像是一次重生，现在她的身体不仅康复了，还比从前更加有活力。

感谢曾经的失眠！

恰恰是得益于之前失眠的经历，我们才得以渡过这次鬼门关，这件事再次验证了"睡吧"失眠理念的正确性。这些理念和方法能帮助人走出失眠，还能启发人正确看待烦恼。

总有睡吧的吧友问我是不是心理医生，我说自己只是个工程师，没学过心理学。从工程师的角度，我没有把失眠看成疾病，而是当作一个难以解决的问题。因此这本书更像是一本技术手册，告诉失眠的人通过怎样的操作才能走出失眠。书里没有艰深难懂的心理学词汇，也没有超越常识的医学内容，书中的道理都在睡吧论坛讨论过，都被走出失眠的吧友验证过，所引用的分享都是大家走出失眠之后的感悟。

然而，如果你正在经历失眠，是不大可能仅仅通过阅读这本书就走出失眠的。读完之后你或许恍然大悟，心情顿时变得开朗，感觉失眠不再可怕，可是当失眠再次降临时，这些良好的感觉多半会不见踪影！想要走出失眠，不仅需要阅读，更要按照书中给出的意见去做，去坚持。只有行动才能产生能量，改变当前的处境，改善自身的想法和认知，最终走出失眠。

李明

2020年5月 于澳洲

乔装
的
失眠

目 录

——

你真的

了解

失眠吗

——

没有任何一件事情像睡眠这样：它占据了我们生命的三分之一，而我们却对它"一无所知"。

从出生那一刻起，睡眠就是每天的必需品。成长的过程中，许多事情都会被改变：我们可能会吃不同的食物，住不同的房间，和不同的人生活；我们渐渐对某些事情失去兴趣，又不断产生新的追求；我们的身体会变胖或变瘦，我们的情绪就像天上的云一样变幻莫测……然而，睡眠却如亘古不变的日出日落，每天都在发生。

在童年和少年时期，安然入眠是理所当然的，因此当失眠"突然"出现时，许多人完全无法理解。失去了睡眠，就像是失去了一部分生命，容易让人陷入焦虑和恐惧之中。

睡吧论坛的吧友SissiSun在走出失眠后发布了一篇文章，回顾自己失眠之初的表现。

一个月前，我因为晚饭时喝了奶茶而没有睡好。当天我并没有意识到这是奶茶的影响，思维活跃的我突然冒出个想法："我的睡眠是不是出现问题了，我是不是接下来都睡不着了？"事情就是这么神奇，我真的迎来了人生第一次极其煎熬的失眠。

接下来的两周我都很难入睡，焦虑不已，引发了身体的应激反应，一躺到床上就心跳加快，心悸胸闷。我以为自己得了焦虑症，接连去了两次医院。神经内科的医生轻描淡写地开了两次安眠药，让我借助药物调整睡眠节律。因为过于紧张和焦虑，安眠药也无法让我安睡整晚，早早醒来后，一整天都情绪低落，满脑子负面想法，觉得前路崩塌，自己再也好不了了……

SissiSun的经历是许多人遭遇失眠时的真实写照。我们或许不会在意一顿让自己上吐下泻的午餐，不会在意腹部累积的几斤脂肪，但是如果几天无法入睡，就很可能彻底迷失和恐慌。

实际上，失眠让人如此恐惧的原因并不是它多么危险，毕竟失眠不会直接导致死亡或重大疾病。我们害怕失眠，更多的是因为对它一无所知。所以，想要走出失眠就一定要了解它的来龙去脉。

失眠和熟睡一样平常无奇

睡眠每天都会发生，但它的模样在不停变化。随着年龄、经历、生活、工作的不同，我们的睡眠也变得和从前大不相同。

想想这些常见的改变：

刚出生的宝宝一天能睡20个小时，小学生一天能睡10个小时，我们逐渐长大变老，满头白发的老人的睡眠时间大多不到6个小时。

有些产后妈妈在生孩子之前特别能睡，有了宝宝之后天天半夜起来喂奶，睡眠时间骤减到四五个小时。

怀了小宝宝的孕妈妈，之前一直能睡整夜觉，现在肚子里的宝宝总在动，夜里会醒来好几次。

如果我们参加了全程马拉松赛，往往当天晚上躺下就睡个没够，而某个周末无所事事地窝在沙发上看了一天电视，晚上躺下却想睡都睡不着。

婚礼前夜，结婚的两人都没法入睡……

这样的例子有很多很多。我们或许并不真的了解睡眠，但是仔细想想这些现象，就会发现睡眠很重要的一个特点就是变化，随着周围环境和我们自身的改变而不断产生各种各样的变化。这样一来，失眠的出现就很容易解释了：时间在改变，生活在改变，我们在改变，睡眠在改变……那么理所当然地，失眠（睡眠变化的一种）一定会出现。并不是特定的某些人会失眠，事实上每个人都会体验失眠。没错，任何人都可能在某个特定时期失眠：当我们遭遇压力、疾病、分离、伤痛、失业等突发事件时，生活的平衡被打破，失眠也会随之出现。这些突如其来的变动会发生在每个人的生活中，失眠往往也伴随每个人的一生，或多或少，反复不断。

所以说，失眠是我们当前身体和精神状态的自然反应，它和每天的熟睡一样平常。失眠一定会不断出现，了解这一点对每个希望走出失眠的人来说都至关重要，它告诉我们以下几件事。

失眠是极其平常的事，我们不需要对它的出现惊慌失措。

失眠会不断发生，所以我们的目的并不是消除它，而是学会如何对待不断出现的失眠。

失眠会在每个人身上发生，但只有小部分人会陷入长期失眠，而且往往是因为这些人错误地对待失眠。

行动：记录所作所为

- -

阅读本书时，准备一个小本，用来记录以下这些问题的答案，也用来追踪自己的进展。走出失眠的过程是不断反省、不断做出改善的过程，写下自己的回答会让我们更加深刻地意识到自己的问题。现在，我们试着思考以下几个问题。

我的失眠是怎么开始的？

在失眠之前，我的生活发生了怎样的变化？

在开始失眠之后，我是如何对待自己的失眠的？

写下自己的答案，不要试图抒发情绪，仅仅是记录事实，写下自己的所作所为。

给失眠一个有用的定义

现在，我们来揭开失眠的面纱，让它变得不再神秘。当我们认识到失眠的平常样貌，内心就会感觉到一阵轻松，毕竟每个人都会失眠。但是另一个问题来了：并不是每个人都会陷入长期失眠，并不是每个人都会被失眠所折磨，那么我到底有没有"真正"失眠？

在睡吧，通常有以下几类失眠者。

晚上睡眠不好，入睡困难，但白天精神不错，工作生活不受影响。

晚上睡眠时间挺长，但睡眠质量不好，白天昏昏沉沉。

入睡困难，每天只能睡两三个小时，白天就像丢了魂儿一样。

那么失眠到底是什么？是不是睡眠时长低于某个标准就算失眠？是不是只要入睡困难就是失眠？美国国家睡眠基金会对失眠有如下定义。

失眠是指一个人在有睡眠条件的情况下，入睡较为困难或难以保持沉睡状态。失眠的人通常对自己的睡眠很不满意，并有下列症状中的一种或几种：疲劳、缺乏精力、难以专注、情绪低落、工作或学习效率降低。

这是个很好的定义，不仅描述失眠现象，也描述失眠带来的结果，但是我们无法从这个大而全的定义中看到重点。失眠到底是睡不好，还是白天的生活出了问题？大部分人会把注意力放在"睡不好"这个现象上，认为只要睡不好就是失眠。事实上，失眠并不仅仅是睡不好！有的人睡眠时间很长，但是因为对睡眠状况不满而严重影响白天的生活，这也一样是失眠。有的人睡眠时间很短，质量看似很差，但是白天生活状态很正常，工作效率也很高，这就不是失眠。在睡吧，我们用更简单的定义来描述一个人是不是失眠。

不论睡眠状况如何，只要一个人的睡眠严重影响了白天的工作和生活，这个人就是被失眠所困扰。

这个定义告诉我们，判断自己是不是失眠，依据的是自己白天清醒时的生活和工作状态，而不是睡眠时的表现。

吧友Jackie曾来咨询失眠问题，她每天晚上无法入睡就起来追剧，一直到凌晨五点才睡，三个小时后起床上班，中午午休两个小时，晚上游泳2000米，一整天精神抖擞。她对自己的睡眠很不满意，感觉很痛苦，希望每天都能睡八个小时。

我："你的身体很好对不对？"

Jackie："是的，超级好。"

我："你的工作一点儿不耽误，对吗？"

Jackie："是的，我的业绩很好。"

我："你是不是还在睡不着的时间追了很多剧，做了很多事儿？"

  Jackie："确实。"

  我："那么睡不着到底带给你什么影响？"

  Jackie："好像没有……"

  我："既然这样，你并没有失眠，不用去理会它。"

  对话之后，Jackie也发现自己每天都挂在嘴边的失眠并没有给自己带来什么负面影响，于是她不再讨论失眠这件事，不再对此采取任何行动。从那时起，Jackie的睡眠出乎意料地逐渐恢复了正常。

  去讨论一个人的睡眠状况，就难免陷入各种各样复杂的现象中。我们应该用清醒时的表现来定义一个人失眠与否，这样的定义对失眠者才是有用的。

行动：回答这两个问题

把你对下面这两个问题的回答写在本子上，越具体越好。

我的睡眠状况影响我的工作和生活吗？

如果有影响，都有哪些影响呢？

失眠的全貌

  在《苏菲的世界》中，作者说这个世界就像是魔术师从帽子里拉出来的一只兔子，大部分人都生活在兔子身上的毛皮根部，根本不知道自己生活在兔子身上，也不知道身边一根一根的柱子就是兔子毛。失眠者就是这样，我们看到的只是睡眠本身，看到的只是自己睡不好、醒太早、紧张、害怕、焦虑，看到的只是自己身体和内心的不舒适，根本无法了解失眠的全貌。

不过，事情已经有了转机。在了解了失眠的定义之后，我们的目光已经不再局限于睡眠本身，开始看到自己清醒时的表现。现在我们要更进一步，来看到失眠的全貌，让自己从失眠以及各种焦虑情绪中暂时安静下来，用两分钟的时间回顾一下自己失眠的全过程。

或许是生病、失恋、考试、搬家、离职……总之，在生活的某次变动中，你遭遇了失眠。

突然睡不着了，有点不知所措，于是做好一切准备，希望第二天睡个好觉。然而接下来的几天一直没睡好，你开始惊慌、焦虑，担心失眠会一直继续下去。于是你花更多的时间"对付"失眠：搜索资料和信息，和各种各样的人抱怨，去看医生……与此同时，你的生活质量开始下降，工作效率开始下滑，与周围的人的关系开始变得僵硬。逐渐地，你的生活和工作开始围绕失眠转圈，似乎睡眠是世界上唯一值得关心的事情。

睡眠状态不仅没有好转，反而变得越来越糟糕。

这是我们陷入失眠的全过程。整体来看，失眠不仅仅包括那些让人不适的现象，它还在改变我们的言行，改变我们的生活，这些变化又反过来导致失眠变本加厉。接下来，更加严重的失眠让我们陷入更加负面的情绪，带来更糟糕的生活状态。

于是，我们的生活开始围着失眠转圈。

行动：记录失眠的经历

写下这些问题的答案，尽可能详细。

仔细回忆自己失眠的经历。失眠是如何开始、发展的？

你目前的生活是在围着失眠转圈吗？

看到失眠发生、发展的过程之后，我们就可以总结一下失眠的本来面貌到底是什么。之前，我们会不自觉地给失眠下定义，把自己心目中失眠的模样说给别人听。

有人说："我翻来覆去都睡不着，入睡困难。"

有人说："我每天醒得特别早，醒来就睡不着。"

有人说："失眠非常可怕。"

有人说："失眠让我的成绩一落千丈。"

有人说："失眠直接导致我的记忆力衰退。"

这些定义和结论并不是失眠的全部模样。就像盲人摸象一样，摸到的是象鼻子、象尾巴、象腿……也像是住在兔子毛丛里的人，有些人认为自己住在森林中，有些人说自己住在宫殿里……但这些都不是全貌，不是本来面目。

为了更全面地了解失眠，我们可以把它分成以下四个部分。

① 失眠的表象

大多数情况下我们只是看到失眠的现象，"失眠"的常规定义也是用失眠的现象来定义的。

失眠表现为入睡困难、醒得太早、多梦易醒等；失眠带来强烈的焦虑担忧，以及各种复杂的负面情绪；伴随失眠会出现多种身体不适，包括头晕脑涨、疲劳、睡前抽动、心跳加快……因为表象总是千变万化，在无法入睡的时候会有各种各样不舒适的身体感受或精神状态，这就让许多人纠结于现象而忽略失眠的真正原因。

失眠的人倾向于解决表面问题。很多人在睡吧提出的问题都是：

怎么才能入睡得快一些？

怎样才能早醒后再次入睡？

怎么才能不害怕失眠？

快要入睡时突然惊醒，有没有和我一样的经历？

晚上躺在床上非常恐惧（失眠），怎么办？

这些问题都针对现象而不是原因，所以不会得到正确的答案，更不会帮助我们走出失眠。在走出失眠的过程中，我们需要努力忽略表面现象，不对它们采取任何行动。

② 失眠的导火索

了解失眠的起因，会消除一系列的误解。很多人认为失眠的诱发事件就是失眠的原因，比如：

面临很重要的考试，在最后关头一直失眠。

出差住酒店，不适应新环境，于是失眠。

毕业后进入工作岗位，开始整晚无法入睡。

很久没失眠了，偶然和别人讨论之前的失眠经历，就复发了。

生病住院半个月，失眠从这时候开始了。

生了孩子之后就开始失眠。

和朋友出去玩到很晚，回来失眠了。

可以看到，这些起因更像是导火索，每个人在漫长的生命中都会遇到类似的事件，都可能引起失眠，所以失眠会不断地在每个人的生活中出现。但是这些导火索并不会造成慢性失眠，它们仅仅会引发短期失眠。当生活的变动逐渐平息，当我们逐渐适应新的境况，睡眠自然会恢复。如果把失眠的导火索误认为是失眠的原因，那我们恐怕一辈子都会害怕失眠。

失眠的人都特别害怕变化，就是因为潜移默化中把失眠的导火索当作失眠的原因。下面两种现象在失眠者中特别常见。

认为变化是失眠的原因，所以不敢参与夜晚相关的活动，不敢接受挑战，不敢做出改变。

认为变化是失眠的原因，所以只要有一点儿事情发生就会失眠。发生了一次争执，短期出差住酒店，没有按时睡觉……只要发生一点点预计之外的事情，就会失眠。

我们应该了解，生活中的这些变化只是失眠的导火索，任何人都会遇到。这些变化并非造成失眠的根本原因，所以当这些事情发生的时候，要允许它们发生；当这些事情造成了失眠，也要允许失眠的发生。和对待失眠的表象一样，我们也不需要对引起失眠的导火索采取任何措施。

③ 失眠的根本原因

想要解决问题，需要找出造成这个问题的根本原因，并彻底改变它。如果导火索并不是造成失眠的根本原因，那到底什么才是呢？失眠的人们创造出一些看似有道理的论断。

我失眠是因为我害怕失眠。

这个答案相当普遍，我本人在大学期间也一直对这个结论深以为然。睡吧的求助者中也有不少人这样认为。但是，恐惧只是一种负面情绪，情绪也是一种症状。讨论"是恐惧造成了失眠还是失眠造成了恐惧"并无意义。它们都是表现而不是原因。

我失眠是因为心理出了问题。

如果失眠是心理问题造成的，那么是什么造成了自己的心理问题呢？很多人在失眠之前并没有明显的心理问题或情绪困扰，失眠之后才深受困扰，怎么能说是心理问题造成失眠呢？

我是因为性格太敏感才容易失眠。

敏感的性格确实容易伴随失眠，但这并不是坏事，我们要利用这种敏感去尽可能处理好自己担心的事情。而且，容易失眠并不代表会被失眠所困扰。因为性格敏感，发生了变故而一两天睡不好很正常，但是长期被失眠困扰几乎都不是所谓性格造成的。

这些都不是失眠的原因，我们会在之后的章节详细讲解到底是什么造成了长期的失眠。失眠的原因在于我们每天的所作所为，因此它一定可以被改变，被逆转。当我们彻底解决了这些源头因素，睡眠自然能够恢复正常。

失眠的导火索会不断出现，同一诱因也会反复出现。失眠的多种现象是种种因素产生的结果。我们唯一的出路，是针对失眠背后的原因做出相应的改变。

④ 失眠的伤害

失眠的全部面貌正在慢慢显露出来。我们摸到了大象的鼻子、大腿、身体，逐渐把这些分离的印象拼凑在一起，最后一块拼图就是失眠带来的负面影响。

之前提到，只有当睡眠状况严重影响自己白天的生活时，才算作失眠。也就是说，有些时候无法入睡根本不会对一个人产生任何实质的伤害，而另外一些人则受到了比较严重的影响。从一些人的抱怨中可以看出，失眠对每个人的伤害程度并不相同。

每天睡不着，很烦。

失眠了我很抓狂！

失眠两个多月了，痛苦。

救救我，绝望了。

我真想一死了之……

这就很有意思了，同样是失眠，有些人生活很正常，身体很健康，只是单纯想要睡得更好；有些人感觉睡不着很烦躁，有些人甚至到了要死要活的地步……让我们极为恐惧的失眠竟然对某些人很"仁慈"，对另外一些人"冷酷无情"。

也就是说，失眠对一个人产生的影响并不是确定的，并非"每天少睡两个小时就会少活20年"这样简单的线性关系。那么，是不是有一些方法可以减少甚至消除失眠对自己的负面影响呢？

读到这里，我们大概能够猜到自己摸到的是一头大象，但是这头大象还戴着口罩，让人看不清楚。不过没关系，我们已经看到了失眠的大概面目，发现它并非那种总是藏身阴影的恐怖生物，而是一头"憨厚"的大象。接下来我们要学习和它相处，让它不再打扰我们的生活，最终和它说再见。

失眠是世界末日吗

前段时间我比较忙，却又很想补一补之前没看的几部电影，所以总是在忙完工作和睡吧的事情之后打开一部电影，那会儿已经快午夜了。这一看就是两个小时，再等大脑的兴奋劲儿过去，往往两三点才睡，到早晨六点多被孩子叫醒，这样每天也就睡三个多小时。同事知道之后告诉我："你要知道睡眠很重要，睡得少对身体很不好，而且严重缺乏睡眠人会死的。"显然，她从某个报道中看到过类似的结论。

对睡眠存在严重误解的并不仅仅是陷入失眠的人，而是几乎每个人。这种误解在平时并不会影响我们，然而一旦睡眠出现了问题，这些误解就会造成严重的恐惧，从而让我们更加容易陷入慢性失眠。

在睡吧，很多人都会以一段抱怨开始自己的提问和咨询，这些抱怨通常是这样的：

我还有一天的课，睡这么少怎么上课啊？

我的黑眼圈已经很重了，再这样下去就毁容了。

失眠之后我长了好多痘痘，怎么办啊？

最近因为失眠，身体免疫力下降，不断地感冒发烧。

再这样下去身体就垮了。

再这样下去我会死掉的……

失眠了，好像到了世界末日，天空一片灰暗，担心自己的身体有一天会垮掉。于是上网搜索"失眠会怎么样"，看到的搜索结果越发令人恐惧。我们变得惊慌失措，想方设法让自己睡个好觉，然而事与愿违，睡眠反而越发糟糕……

然而，上面这些抱怨都不是真相。真相很简单——失眠不会让我们死去，也不会让身体垮掉，甚至对工作和生活也只有很小的影响。

① 失眠对身体的影响

睡眠不好的人群普遍身体较弱，这是不争的事实。然而，失眠者身体较弱的直接原因并不是失眠本身，失眠对我们产生的直接影响只是疲劳和焦虑。因为这些疲劳和焦虑，我们的生活方式会被改变，试着想一下自己在失眠之后生活上有哪些不同。

长时间坐着或者躺着，不爱动。

大大减少运动量。

生活和工作不够积极。

饮食不够规律和健康。

赖床，作息混乱。

吃药。

这些糟糕的做法是不是或多或少曾经发生在你身上？失眠之后，首先发生改变的往往不是身体，而是言行。我们变得不活跃了，不积极了，恰恰是这些不好的改变让生活变得不再健康。久而久之，又会严重影响到身体。所以说，比起睡眠不足，消极的言语和行为才是造成健康问题的罪魁祸首。

当你睡眠不好的时候，只要保持良好的生活方式，按时吃饭，定期锻炼，保证营养需求，保持活跃的工作或学习状态，身体就不会出问题。

② 失眠会死人吗

20世纪60年代，兰迪·加德纳（Randy Gardner）创造了一项世界纪录：连续11天保持清醒。他会觉得烦躁而且非常疲劳，但是在此期间，兰迪保持良好的生活方式，让自己的身心尽可能活跃。他没有出现幻觉、误判以及任何疾病症状，在保持11天清醒之后他仅仅睡了14小时40分钟就恢复了精力。这个案例佐证了以下两点：

只要保持良好的生活方式，失眠不会造成疾病或精神问题，更不会致人死亡。

我们不需要完全补回那些看似失去的睡眠。

生命非常坚强，不要认为简单的失眠会让自己更加接近死亡。

③失眠对工作、学习的影响

在失眠了将近十年，并且反反复复许多次之后，我决心把睡眠这件事情弄明白。我老老实实去查文献，找各种书来读。国内的文献太少，我就去亚马逊买了几本评价很好的英文书籍，这几本书从本质上改变了我对睡眠的看法。

其中一本书是格雷格·贾克布博士写的《关灯就睡觉》（*Say Good Night to Insomnia*）。作者对失眠做了多年的研究，某个时期的工作是研究失眠对人们的工作产生怎样的影响。他告诉大家：

对于挑战性较强、较为多变、需要很多体力和脑力的工作，比如设计、科研、销售、市场、竞技等，失眠产生的影响微乎其微，大家在睡眠缺乏的情况下都能正常工作。

对于重复性劳动者，比如司机、流水线工人等，失眠的影响比较大。如果几天无法入睡又长时间开车，司机很可能会在驾驶的时候突然睡着，导致事故发生。

绝大多数工作都会有挑战、有变化、有压力，所以我们大多数人的工作和学习都不会真的受到失眠的影响，至于正在进行重复劳动的朋友们，是不是可以考虑换一个更有挑战的工作呢？

吧友"小文"在分享中提到：

在睡吧精神的指导下，我马上为自己策划积极健康的生活，学了一直想学又迟迟没开始的钢琴和舞蹈，无论有多晕、多难受，我都按计划去上课。前面几次课我会头晕，会分心想到失眠，但不怕，继续去做！分心了拉回来继续学，舞蹈课上没人看出我是失眠者，钢琴课上老师还夸我悟性高呢。失眠真的对学习影响不大，学习需要专注，慢慢地慢慢地，我的精力和时间都花在自己必须做和喜欢做的事情上，没时间去理睡眠，睡眠也不知不觉好起来了。

虽然睡吧一直在说失眠不会对工作产生很大的影响，但为什么还会有些人在失眠的情况下无法正常工作呢？实际情况往往是这样的：

失眠会带来疲劳感，很多人整个白天都在尝试让自己休息并补充睡眠。

失眠时会有头晕、发闷的感觉，这让我们不舒服，消极应对自己做的每件事。

失眠后会焦虑、恐惧，一心扑在睡眠上，总是在寻找解决失眠的方法而不愿意去工作或社交。

仔细分析下来，会发现这些都是感觉而已。失眠确实会产生一些不好的感受，陷在这些负面感受中的人们就会产生错觉，认为自己在这种状态下无法正常工作。实际上，只要正确应对，我们完全可以通过自身的努力来保持工作的质量，本书后续的章节会讨论如何在失眠的状态下过好每一天。

现在，我们终于知道了一些事实。

失眠不会直接影响健康。

失眠不会直接致人死亡。

失眠对工作和学习的直接影响也微乎其微。

既然如此，你还会害怕失眠吗？当然会的。看到这些结论并不能消除内心的恐惧，只有通过实际行动去验证，我们才能真的理解并不再感到恐惧。

行动：我有没有做到

失眠之后，我们的生活发生了很多变化，对身心有严重影响的并不是失眠，而是一些习惯的改变。试着写下这些问题的答案。

我有没有保持活动量？

我是不是在积极地学习或工作？

我有没有健康饮食？

我有没有按时起床？

我有没有坚持运动？

如果这些问题的答案大多是否定的，那么我们首先应该改变的就是这些生活习惯。

失眠是生活的倒影

现在，我们开始讨论失眠的根本原因，试着揭开大象脸上巨大的口罩。

在睡吧的十年，我接触过各种各样的失眠者，其中印象最为深刻的是一位名叫"瘦瘦一家亲"的吧友。2013年她在睡吧发睡眠评估，希望得到帮助。在来来回回的交流中，我逐渐了解了她的情况。

当时她工作不久，没有特别大的压力，还在备考公务员，有个很帅气的男朋友，平时喜欢慢跑和瑜伽。她的人生理想很简单，就是考上公务员，有足够的钱买衣服、包包、化妆品，开车带着爸妈兜风，生个可爱的女儿，顺风顺水，生活也有足够的盼头。

在这种情况下，她突然遭遇了暴力，身体和精神受到严重伤害。雪上加霜的是，此后她并没有得到男友的支持，反而被鄙视和抛弃。她的生活顿时跌到低谷，从生机勃勃到充满绝望。这种情况下，她陷入严重的慢性失眠。

瘦瘦一家亲的经历有些特殊，但可以让我们清楚地看到失眠出现的过程。

慢性失眠不会凭空发生，而是在我们的生活出现问题、走入困境的情况下才会出现的一种现象。

来看另一个例子，吧友"萍萍"走出失眠后写了分享文章，这样描述自己开始失眠的情形。

我是新手妈妈，生产以后心情比较低落，初为人母什么都不懂，弄得自己手足无措。宝宝一两个小时就要吃一次奶，我坐月子期间没有休息好，本来就比常人更加渴望睡眠，一有空就想睡觉，可那会儿睡个完整觉对我来说却是一种奢望。当时也总是抱怨老天的不公，不如意的事情都落在了自己身上，月子后我发现自己落了病根，全身关节疼痛，尤其是腿最为敏感。从此我开始了失眠之旅。

可以看到，萍萍同样是在生活陷入低谷之后出现了长期的失眠。

看到这里，有些失眠者可能会不同意：我的生活状态一直很好，失眠之后才变得一塌糊涂，其实是"失眠造成了糟糕的生活现状"才对。

针对这个疑惑，我们看一个典型的例子。睡吧的"媛圆仔"发了分享文章，描述陷入失眠的过程。

在学校工作时，突如其来的一晚失眠让我跌入深渊。我是个完美主义者，不允许自己的工作状态不好，因此强行要求自己要睡好，否则第二天的工作就要玩完。后面结果可想而知，一夜接一夜的失眠。我放弃了手里的工作，整个人颓废不安，无时无刻不在思考我今晚要如何睡着……

作死之旅拉开帷幕……搜百度，刷贴吧，被失眠的危害吓个半死，我想我会不会是失去了睡眠功能，从此再也无法睡觉。各种恐惧占满我的大脑，我那段日子什么也不做，就是抱着手机看，找答案。

媛圆仔在第一次失眠之前的生活积极向上，却因为一次失眠而变得消极，不再用心去生活和工作，只是围绕睡眠转圈，最终形成了慢性失眠。

短期失眠在任何情况下都可能出现，然而只有糟糕的生活状态才会让人陷入长期的慢性失眠。

写这一章时，正是新型冠状病毒肺炎疫情暴发的高峰期，很多地方都处于隔离状态，大家只能待在家里无法外出，持续了一个多月。长期隔绝在室内的生活方式很难让人保持身心健康，很多人开始出现失眠的现象，在睡吧求助的人数明显增多。这也从另一个方面说明了糟糕的生活现状恰恰是失眠的原因。

生活就像走钢丝

每个人都会遭遇低谷，在低谷的时候，我们自身会出现各种各样的问题。有些人会生病，有些人会选择死亡，还有一些人会出现失眠。失眠只是我们的生活处于低谷的表现之一，而我们无法让失眠彻底消失的原因是：生活不可能总是一帆风顺。我们的一生像是走在钢丝绳上，摇摇晃晃地保持平衡，稍不留意就可能摔下去。要摔下去的时候，失眠就可能出现。当然，这不是坏事。

回顾自己的生活，谁能够一直走得平平稳稳？许多人在睡吧分享经历的时候都提到过人生的低谷。以下是吧友"蔡蔡"的经历。

我是一名大三学生，从去年过完年的时候开始失眠，在这之前我一直都是睡眠超好的人，从来都是"秒睡"。直到有一天我很亲的亲人被医院下了病危通知，说可能活不长了，那一晚我很沮丧，比平常睡得晚了一些。

接着经历了一段煎熬的时光，每天都很崩溃，忍着难受的心情硬撑着做该做的事。直到后来亲人出院，情况好转很多之后，我对失眠的焦虑也一直没有消减。尤其是在临开学的时候，我很担心自己因为失眠耽误学业、影响室友关系，因为那段时间我把注意力完完全全放在了自己身上，别人和我说话时我总是溜号，室友觉得我太消极了，有些疏远我。

吧友"久违的星空"回顾自己的经历时描述得非常详细。

2018年8月，一次感冒导致的鼻子、喉咙发炎持续了两周，有一天我突然感到天旋地转，肚子里翻江倒海加上强烈的眩晕，一下子把心底里那份最令自己害怕的恐惧感带了出来。不幸的是，我这次是真的病了。看了好几个耳鼻喉科大夫，进行一系列的检查之后，确诊为前庭神经炎，并且在右耳后乳突骨内发现一粒囊肿。与此同时，我的右耳出现了搏动性耳鸣，夜深人静躺在床上时，右耳总能听到像B超仪器测到的那种血液湍流的声音。

这次病倒似乎成了我焦虑神经症的导火索。每天被头晕困扰的我开始陷入无尽的恐惧和焦虑之中，与此同时，又在经历毕业、搬家、开始全新的工作、买房、装修、管理租客……生活上的琐事，楼上租客日夜不分的打扰，自己敏感的性格与狭隘的生活态度，这些让我开始留意身体上种种感受。2019年年初，因为倒时差而睡不着的我终于失眠大爆发。一开始，经常睡着睡着突然被强烈的快速心跳惊醒，后来逐渐恐惧睡眠，害怕去卧室睡觉。曾经感觉最温暖、最甜美的床铺，活生生变成了自己的身体与灵魂对抗的血腥战场。

吧友"天涯何处"的经历是这样的。

一度认为，30年来的生活稳步而充实，知足常乐，命运于我是宠爱的。如今明白，人生有很多事情无法预料，许多你想要或不想要的，并不受你的意识控制，就像突然造访我的这一场变化。

这场变化不是生活上的挫折，不是工作遇到的压力，也不是身体疾病，而是在急需疗养的时候却卧床难眠。

那是2017年4月的一天，因为各方面的疏忽，一场本可早期干预的宫外孕，发展到大出血的危险阶段。紧急手术把我从死神那儿拉了回来，但是对于刚生下二胎不到六个月、身体还未完全恢复的我，无疑是雪上加霜。

其实，单就这个病本身来看也不算什么大事，休养个把月，慢慢就恢复了。可是这起意外的发生，把我原本就紧张的生活搅得一团糟，最揪心的就是被迫断奶的宝宝面对突然更换的怀抱和陌生的奶嘴，整日整夜地哭啊闹啊，好不容易慢慢适应了，又遭遇奶粉严重过敏，特殊奶粉面临缺货，我的肠胃病也因为手术的影响而犯了……这些事情都需要及时处理，而我自己却只能无力地躺在病床上，通过手机去调度各地的亲朋好友寻找过敏儿喝的深度水解蛋白奶粉。焦急、心痛和无助在内心翻腾，神经紧张得随时都有可能崩溃……

在失眠群体中，这样的经历还有许多许多。一生很长，我们会遭遇各种环境、不同的人、不同的事……这有点儿像是在钢丝绳上，无论怎样小心翼翼，突如其来的一阵风、内心闪过的一个念头、无法控制的肌肉酸痛……任何一点变化都可能让我们从钢丝上跌落。

没错，像是走钢丝，每当生活的平衡被打破，失眠就可能会出现。没有人可以避免突发情况，但是先不要急着沮丧，因为我们总可以从低谷中走出。病会好起来，工作的困难可以慢慢克服，分手的伤口在时间的流逝中会逐渐愈合……困境过去，只要重新找回积极健康的生活，我们就一定能从失眠中走出来。

看到黑夜，忽略白天

失眠的夜晚，很多人遇到的困境都是难以平静、无法入睡，他们提出的问题都是："我怎么才能快速入睡？我怎么才能睡着？"很多人来睡吧咨询的时候，看到大量关于如何好好生活的意见，就非常迷惑，会问："组长，我是晚上睡不着，你教教我'怎么睡觉'就行了。"但是，我并不知道"怎样睡觉"，睡觉是自然发生的事情，睡眠好与坏只是个结果，夜幕降临之前，这个结果就已经确定了，再怎么努力也改变不了。

吧友"葫芦娃"讲述了自己因为失眠而失去了生活的兴趣。

……第二晚依旧彻夜未眠，看着窗外黑漆漆的夜，心里又开始涌动恐惧和紧张。接下来的循环往复像是进入了一个死胡同，好不容易有一天可以睡三四个小时，就又开始焦虑明天睡不着该怎么办，于是第二天又继续清醒着过夜。就这样每天都在思考怎样才能睡着、怎样才能让自己好起来，睡眠控制了我的生活，我开始抱怨邻居，抱怨路过的汽车，甚至抱怨风吹得太大……

我开始找各种治疗方法，听说泡脚有用马上泡，跑步助睡眠马上跑，喝中药有用马上像喝水一样地喝，针灸有用马上扎，按摩有用马上按！然而，深夜的辗转反侧还是没有丝毫改善，每晚和躺尸一样闭着眼睛，脑子却保持清醒、兴奋到天明。

一两周过去后，我开始对生活提不起兴趣，食欲明显下降但体重不减反增，面如死灰，视力下降，皮肤差到极点，以前的我可真的是白里透红的呀！同事们都说我像变了个人似的……

每个失眠者都或多或少有类似的经历：在失眠的时候把所有的努力都放在夜晚，却彻底忽略了白天。我们需要做的是，尝试把注意力从夜晚转移到白天，转移到清醒的生活中去，去解决失眠的根源问题。

不仅仅是失眠的人关注夜晚，研究失眠的人也会关注夜晚，BBC的纪录片《睡眠十律》给出了意见，其中提到：

天黑后不要喝咖啡。

坚持写睡眠日记。

睡觉前不要打开你最喜欢的阅读设备。

要尝试一些"助眠"食物。

采用新的睡姿。

这些意见都是针对夜晚的睡眠，却没有一个试图讨论失眠的原因——一个人的生活现状。类似的"睡眠良方"数不胜数，从数羊、泡脚到热牛奶、按摩，尝试过的人们都明白，没有一个办法管用。在后面的章节我们会说到，这些为睡眠所做的努力不仅不会让人睡着，反而会在失眠中越陷越深。

大部分与睡眠相关的研究都局限在夜晚睡眠的时间，试图弄清楚用怎样的方式才能让人快速入睡。这样的研究工作所采集到的数据大都是睡眠时的数据，并未覆盖到人们清醒时的生活。这些数据分析出的结果无法揭示失眠的真相，更无法让我们理解到底是什么造成了失眠。

在悉尼，有个公益组织叫"更生会"，专为华人癌症群体服务。接触到这个机构之后，我发现失眠现象非常普遍地存在于癌症患者之中。这很容易理解，毕竟癌症群体中很多人的生活状态都有极大的问题。我为更生会的患者做了关于失眠的讲座，解释一个人清醒时间的生活质量与失眠的关系。我用了一张美女与野兽的图片，图片中有两个连在一起的镜子，一面镜子中是美女，另一面镜子中是野兽。美女代表好的睡眠，野兽代表让人恐惧的失眠；站在镜子面前的，就是每个人清醒时间的生活。在场的每个人都立刻明白了这张图片的意义：镜子里映出的失眠，原来是因为镜子前面的生活一塌糊涂。

当我们拥有好的睡眠，就证明自己有着积极、健康的生活状态，各方面都很平衡。

当我们遭遇失眠，就应该意识到自己真实的生活并不健康。

有很多词语可以用来描述失眠的痛苦：焦虑、绝望、疲惫、头晕、世界末日……但是请等一等，先停一下，既然睡眠的好坏只是个"倒影"，我们还是应该看看清醒时的生活。下面这些描述来自吧友的自述。

白天常常心悸，注意力无法集中，又因为没办法专心复习而感到焦虑。

失眠这件事渐渐主导了我的生活，因为怕睡不好而惶惶不可终日，找朋友、医生抱怨，无心工作。

我把生活的重心放到关注自己的身体状况上，工作效率大不如前，人际关系也越来越差，明显感觉到自己满是负面情绪。

我向老公、闺蜜诉苦。

以自我为中心的心理，间接导致我和室友几乎反目成仇。在那个失眠的夜晚，我和室友吵了起来，还差点动手了。

只有如实描述白天的状况，才能帮助自己认识到实际问题，认识到失眠的根本原因。

行动：看清白天

拿出你的小本子，现在我们要记录自己白天的生活，找到失眠的根本原因。你的记录应该包含下面几个方面。

我是怎样照顾自己和家人的？

我有哪些没有解决的问题？

我做出了怎样的努力让自己保持健康？

我有哪些兴趣和爱好？

我是怎样完成自己分内的工作的？

我和同事以及客户的沟通有怎样的问题？

我做了哪些事情去提升自己的业务能力？

试着尽可能详细地记录，不要着急看下面的章节，这并不是一本只通过阅读就能帮你走出失眠的书，而是需要你一步一步跟着实践的书。

放弃

为消灭失眠所做的

任何"努力"

在上一章，我们看到了失眠的真实模样。原来，失眠不仅是睡眠出了问题，更是我们的整个生活出了状况。看清失眠的根源，就能够消除内心的一部分恐惧，但这只是一小步，并不足以让人走出失眠；走出失眠的第二步，就是学习如何对待失眠。

每个失眠者都有一个强烈的意识：我一定要为对抗失眠做点什么，让自己快点好起来。这个意识如此强烈，以至于我们一天到晚的大部分时间和精力都在纠结"去做点什么才能让自己睡个好觉"，另一部分时间和精力则用来纠结"为什么还是睡不好"。在这个过程中，我们清醒时间的生活质量会越来越差。

上一章我们说过：当前糟糕的生活状态，恰恰是失眠的根本原因，很多善于思考和反省的失眠者，心里都有一些相似的疑问：

既然我为睡眠所做的一切都无益于白天的生活，那么这些做法真的能帮助我走出失眠吗？

这些为睡眠所做的努力是必要的吗？

难道我的所作所为恰恰是使自己深陷失眠的原因？

我到底应该做些什么才对呢？

通过反省和质疑，我们会意识到自己走错了路。这时必须回头，选择一条正确的路。

失眠，来自我们的"精心培育"

所有的慢性失眠，都是由突发的短期失眠演变而来的，而短期失眠在每个人的生活中都会出现。前面的章节已经提到过：

当我们遭遇压力、疾病、分离、伤痛、失业等突发事件时，生活的平衡被打破，失眠也会随之出现。这些突如其来的变动发生在每个人的生活中，失眠也伴随每个人的一生，或多或少，反复不断。

出现了短期失眠的现象后，不同的人选择走不同的路。一些人迅速走出了这段突发的失眠，另外一些人却逐渐陷入长期的慢性失眠。如果我们身处慢性失眠，大多是基于自己的选择，这时候就需要弄明白：

为什么我走的这条路是错的？

我在应对失眠的过程中到底做错了什么？

下面的内容是吧友们的发言，讲述了他们曾经如何应对失眠：

我上网找了很多"自救"的办法：泡脚、喝牛奶、听催眠语音、吃中药或者褪黑素，等等。

那段时间我把能联系的朋友和家人都联系了一通，希望从他们身上得到安慰。

看了医生后一直在吃抗焦虑、抑郁的药，黛力新啊、左洛复啊，我就这么走进了精神病的行列。

晚上我早早地躺上床。

第二天，我没有心思上班了，去医院看医生。

我就百度，这一百度不要紧，把自己吓个半死。

我没出家门，除了上厕所和吃饭，我没下过床。

每天打电话向爸爸妈妈哭诉。

这样的情况持续了一个星期，最终撑不住了，请假去看医生。

那段时间经常会在网上搜关于失眠的信息。

看了他人的自述，是不是感觉和自己的做法有些像呢？失眠带来了焦虑和担忧，这些负面情绪让我们感到痛苦，这痛苦如此强烈，根本无法忍受，我们巴不得立刻把失眠赶走，于是千方百计地寻找和尝试解决失眠的办法。这些所谓的办法，无一例外降低了工作或学习的效率，损害了白天的生活品质，甚至给身边的人带来麻烦，从而破坏了自己的身心健康，逐渐演化成长期的慢性失眠。

可以说，慢性失眠恰恰来源于我们自己的"精心培育"。打个比方，短期失眠就像是一颗种子，我们给这颗种子提供了肥沃的土壤和阳光，并每天浇水施肥，最终使它开花结果，成长为慢性失眠。我们的"精心培育"体现在下面几个方面。

花很长时间躺在床上。有些人早早上床，有些人不愿意起床，有些人一有机会就爬到床上，试图弥补失去的睡眠，这样做彻底打乱了白天的生活节奏。

花很长时间查找与失眠相关的信息和解决失眠的方法。有些人寻医问药，但是药物似乎对自己没什么作用；有些人上网搜索，但是网络上的各种信息并不能提供有效帮助，反而让自己变得更加恐慌。

花很长时间尝试各种解决失眠的方法。食物、理疗、音乐、助眠用品、营造完美的睡眠环境……但是这些都没什么实际效果，反而让自己对睡眠的期待越来越强烈。

逢人便抱怨自己睡不好。抱怨和哭诉后一时感觉舒服，但是会发现大家逐渐远离自己，感觉越来越孤单。

放弃工作、学习、与人交流以及生活中的兴趣。很多时候我们不仅仅是在为摆脱失眠做出各种各样的努力，还在为对抗失眠放弃生活的方方面面。休学、辞职、请病假、停止运动、不再对任何事情感兴趣……当我们用全部身心关注睡眠，自己真正的生活就所剩无几了。

现在，了解到恰恰是这些努力让我们越来越深地陷入失眠，我们应该做些什么呢？答案很简单：

我们只需要停止为消灭失眠所做的一切"努力"。

行动起来：失眠时做了什么

再拿出纸和笔，根据上面的几个分类列举一下自己对失眠的"所作所为"。尽可能列得具体一些，而不是模模糊糊的概述。例如：

我总是上网查看有关失眠的资料。

试着把这种行为具体化：

今天上班的时候，本应该给客户打个电话，但是我太担心失眠，就在"失眠吧"里面不停地浏览文章。这不仅没让我感觉好一点，反而更加害怕了。

在回家的车上我不停地用手机搜索"失眠怎么办"，却没有得到任何有用的信息，之前我会用这些时间来读书。

让自己的描述变得非常具体，描写失眠之前和之后的变化，描写和谁在什么时间发生了什么事情。这样我们就可以深刻反省自己的做法，改变起来就会很容易。写完之后，我们就有了一个比较长的列表，记录了自己为消灭失眠所做的各种事情。

接下来，不需要立刻停止这些行为，只是每天少做一点点。今天上网的时候忍不住继续看有关失眠的帖子，但是时间短了一点儿，这就足够了。每天花在失眠问题上的时间都比之前短一点点，一两个月后，我们的进步就是巨大的。所以，不需要一下子就杜绝这些负面的言行，而是一点一点地进步。

失眠是生活在发高烧

我们之所以迫不及待地想消除失眠，很重要的原因是把它看作一种疾病。一些人认为失眠是生理疾病，另一些人感觉它是心理疾病，如果无法"治好"就会对自己的身心造成严重伤害。

想要治病并没有错，但是要弄清楚需要治疗的是什么。

面对失眠，需要去处理病因，而不是处理症状。

一个经典的例子就是在医学发展早期，人们对高烧的认识不够深刻，认为发烧就应该吃退烧药。可是在某些情况下，无论怎么吃药，退去的高烧都会再次复发，甚至变本加厉。这是因为，吃退烧药抑制了免疫系统，虽然暂时避免了高烧，却让自身的免疫系统无法抵制病毒的攻击，病只会越来越重。

失眠和高烧是一个道理。失眠的病因在于当前的生活，是我们的生活发了"高烧"。如果一味采取各种各样的措施来"消除"失眠，反而会让自己的生活变得更加糟糕，这样失眠一定会一次次重来。

失眠是一种症状，伴随失眠而来的各种生理和心理的问题也都是症状，比如疲惫、消极、负面情绪、头晕，等等。失眠者口中常见的症状有：

神经衰弱

抑郁

焦虑

强迫

这些词从医生口中说出来的时候，听起来很可怕。但还是要仔细考虑一下：这到底是失眠后的症状，还是失眠的原因？如果抑郁导致失眠，那么是什么造成了抑郁呢？毕竟抑郁只是一些症状。千万不要被焦虑、抑郁、神经衰弱等症状所迷惑，既然都是症状，就不需要深究它们到底哪一个是原因，哪一个是结果。它们都是结果，都是现象，而这些症状的根源，一定来自自己的生活、自己的言行。

吧友"墨迹"分享了看心理医生的经历。

在失眠的第三天，我就去找了心理医生。作为学生党，一个月1000元的生活费，却掏了400元去看了一个小时的心理医生，后面的日子就只能省吃俭用。我第一次看心理医生，心里还很紧张，也会担心自己得焦虑症呀。跟那个医生聊了一个小时，我不否认她讲的一些观点是正确的，但是也有些观点我觉得对于失眠的人来说不切实际。她教我每天看看书，然后睡觉的时候可以冥想呀，要集中在一个点呀……我当时单纯、懵懂，觉得只要是医生，说什么都是对的。于是，我就照着医生说的做，刚开始睡眠好点，但是好景不长，几天后又失眠了，而且活在恐惧中，每天都忧心忡忡。

心理医生其实没错，读书、冥想这些意见都不会有害。只是没有针对造成失眠的最根本的原因，没有去解决生活中实际存在的问题。另一个吧友"笑笑"的经历更有参考价值。

我经历过两次睡眠紊乱。第一次是在大二，有一天晚上在寝室失眠了，就开始担心第二天睡不着怎么办：大家都睡了我还没睡着，第二天黑眼圈会很重，会难看，学习也无法集中精神，考试会挂科……起先是入睡困难，后来早醒了也无法再入睡，周而复始，我开始变得消极、抑郁、焦虑、对事物失去兴趣，世界变得黯淡，而且担心要是一辈子都这样怎么办。

这样的情况持续了半年，白天紧张的时候会全身冒汗，无端哭泣，成绩也直线下降，父母都很担心我。同时我开始暴饮暴食，情绪失控，体重上升了不少。后来我接受了心理治疗。那个时候心理医生的价格不贵，100块/小时。遇到的医生很好，学生时代的生活也比较简单，能坚持每周一次心理辅导。

印象深刻的是医生说了一句："你折腾得差不多了，没大毛病，没事儿，快好了。"这句话起了很大的作用，我开始意识到我是多么矫情和无聊，睡眠只是一件小事而已。同时，当时配合着吃了一点安眠药，艾司唑仑（貌似是这么写）半颗，隔一天吃一次。其实半颗安眠药在药理上不起太大的作用，但却是心理的安慰。调整了一段时间，我每晚都按时入睡，睡眠变得越来越好，渐渐走出了失眠的阴影。

就这么愉快地生活了七年，2015年5月，失眠的噩梦又开始了。

这次情况比较复杂，因为我的生活发生了变化，父亲突然离世，我又找了一份压力比较大的外企工作。在工作报到的第一天，我因过于紧张和兴奋，早醒后没有睡着，从此又掉进了失眠的怪圈，开始担心、惶恐、终日不安，只想着睡眠，觉得那是人生最重要的事情。晚上难以入眠，早醒后又害怕睡不着，周而复始，恶性循环。因为年纪也不小了，所以担心自己会老得快，朋友也说我不如以前饱满了，于是更有压力了。我彻底慌了，白天抑郁，晚上躺到床上就全身冒汗，紧张得难以言喻。病急乱投医，看过中医，天天搜索失眠怎么治疗，睡前喝酒，喝晕为止，早醒了也继续喝，争取能多睡。终于有一天抑郁大爆发，一晚上没睡着，第二天请了一天假，全身冒汗，在家里来回踱步，感觉自己精神崩溃，世界坍塌了。

笑笑有过两次失眠，第一次去看了心理医生，医生的安慰对她很有帮助，逐渐走出失眠。然而，笑笑并没有厘清失眠的来龙去脉，没有理解失眠的根本原因，只是误打误撞走了出来。所以当生活再次发生重大变故时，再次失眠的笑笑依然不知道如何应对。

每个失眠的人都应该非常清楚地了解到：

失眠的"病根"不是身体，也不是心理，而是自己面对失眠的态度、言行，是使自己的生活陷入困境的所作所为。

这个病根不除，就难以走出失眠。并不是吃几副药、看几次医生、做几次冥想就可以去掉这个病根，而是需要通过我们的努力，一步一步做出改善，把每天的重心从睡眠转移到白天的生活，放弃为消除失眠所做的一切"努力"，转而提升工作、学习的效率，提升生活的品质，只有这样才能真正走出失眠。

面对失眠应该"无为而治"

失眠只是个现象，是会发生在每个人身上的平常事，是生命中普通的烦恼，之所以这个烦恼越来越无法控制，是因为我们不断通过自己不正确的言行来"培育"它。我们不停灌溉、施肥，失眠的种子已经长大，生出了茂密的枝叶，成为慢性失眠。这时候，需要怎么做才能走出失眠呢？

第一步要做的，就是停止对失眠的"培育"，不再"浇水"和"施肥"，让它逐渐枯萎、消失。我们的每次抱怨、每次上网搜索、每次消极怠工、每次因为失眠推脱各类活动……这些行为让我们远离自己的生活，损害身心健康，反而让失眠茁壮成长。所以，我们需要做好下面这两件事。

停止为消灭失眠做出的任何"努力"。

回归生活，努力工作和学习，不因为失眠而放弃自己的责任或兴趣。

具体来讲，下面是每个人都可以做出的改变。

如常地生活和工作，不要试图在白天长时间补觉，不要总是找机会放松、休息。

不向亲人朋友抱怨失眠，也不埋怨大家无法理解自己的失眠。

停止在网上搜索各种与失眠相关的信息，停止漫无目的地通过各种渠道求助。

不要因为失眠放弃或减少学习和工作任务。

努力保持和他人的交流，无论是在工作还是在生活中。

不要因为失眠忽略了亲人和朋友，如果你过于关注失眠和负面情绪，也会给身边的人带来麻烦。

这是一些常见的例子，每个人面对失眠的表现和做出的"努力"都有所不同，大家很可能会迷惑：到底什么是该做的，什么不是该做的？此时我们可以问自己一个简单的问题：

如果不失眠，我会怎样选择？

尽可能从生活、工作和学习的方方面面回答这个问题，按照没失眠的情形去做，这就是面对失眠的无为而治。

无为而治并非什么都不做。一方面，我们要付出巨大努力去克制自己为失眠而采取各种行动。另一方面，我们不应该因为失眠而放弃正常的生活。对睡眠的"无为"，就是对生活的"有为"。

是不是不再对失眠做出任何努力，恢复之前的生活节奏，就能走出失眠呢？并不尽然，这取决于失眠之前的生活方式。如果失眠之前的生活状态就一塌糊涂，我们就需要主动做出改变。在之后的章节会详细讲解如何去做。

行动：记录你的改变

尽可能详细地列举出失眠之后自己在各个方面做出的改变，其中包括两个部分。

因为失眠而采取的行动（从言语和行为上列举）。

因为失眠而放弃的生活方式、习惯、责任或义务。

列举完之后，看看哪些是消极的言行，哪些是积极的言行。比如失眠之后开始运动了，这是积极的；失眠之后不再吃早饭，这是消极的。坚持积极的言行、停止消极的言行会帮助我们走出困境。

把这份列表作为自己的行动清单。

抱怨是失眠的催化剂

我每天登录睡吧论坛，回复大家的问题。即便是反复要求大家发表评估、理性求助，大多数失眠者的提问依然是描述自己的悲惨现状，会不客气地用一句句抱怨开始自己的求助。我把2020年2月24日这一天收到的抱怨部分列举如下。

现在非常时期，每天都紧张。回来各种清洗消毒还是担心，晚上都睡不着。睡不着又担心抵抗力低会更容易感染，不知道怎么办。

我心慌得睡不着，情绪平复不下来。

最近在吃药治疗失眠、抑郁，快要崩溃了。

今天又失眠了，茫然无措。每天白天都在担心今晚能不能睡好。到晚上特别焦虑，不知道应该怎么求助。

最近七八天都失眠到凌晨五六点。明明很困很困，可是一靠近床就会清醒，快要睡着时就会惊醒，现在看到床就害怕。

我看了评估结果。但是我明明很困，躺下却睡不着，已经有三天了，几乎都是彻夜难眠。

我怎么会有这种想法呢，太可怕了！去百度，越看越觉得害怕。

这些都是对失眠的抱怨。诉说不满可能是人的天性，当事情的走向和自己的预期有所差异时，我们会不由自主地表示不喜欢、不赞同。实际上，负面言语如同锋利的刀子，往往会对自己的生活产生不良影响。如果我们了解这些负面的言语会带来什么，就会明白为什么我们必须停止抱怨。

① 抱怨的副作用

"失眠很痛苦，我很绝望，完全看不到自己的出路。"说出这句话的时候，失眠的痛苦不仅在说者心中扎根，也在听者心中扎根，让自己更加痛苦的同时，也让对方更加痛苦。

许多人失眠之后，都会先向亲近的人抱怨或哭诉。父母、妻子或丈夫、亲近的朋友、同事成了每日抱怨的听众。试想他们日复一日听到无精打采的你说自己睡不着、很痛苦，他们会有怎样的反应呢？

对一些关系不太亲密的朋友或者同事来说，抱怨会让他们远离。在不断的抱怨中，周围的人或许有这样的反应：

他们会在刚刚开始的一段时间表示同情和安慰。

他们不认为失眠是了不起的大问题，不理解你为什么睡不着觉。

他们会逐渐厌烦你的抱怨。

他们会觉得你负能量太多，难以相处，从而逐渐疏远你或者产生各种矛盾。

对父母、爱人、亲密的好友来说，他们会非常担心，但是这并不表示我们会通过抱怨得到他们的安慰。下面是吧友"兔兔"的分享，记录了父母的反应。

最操心的是我爸妈。他们非常担心我，妈妈为了我睡得更好，把我接回娘家每天陪着睡觉，只要见到我都把最好的一面呈现给我，时刻鼓励我，但我知道她背着我流了好多泪。直到那天我焦虑得快要疯掉了，想着今天必须跳楼了，于是把银行卡号和密码写给她，她才当着我的面崩溃地哭了，告诉我：养个孩子真的不容易，等你有了孩子就知道了……那时的我一心想着跳楼，压根没往后面想。爸爸怕我吃不好，请假在家里给我做饭吃。我那天说要出去散散心，让他们不要跟着我，其实是准备找个高点的楼跳下去。我在路上走了很久，比较哪栋楼高，免得摔不死或摔瘫了拖累家人。可我竟然没找到一栋合适的——现在想想得感谢自己的完美主义。因为没挑到楼，我沮丧地往回走，路上遇到了夕阳下满头银发的爸爸。爸爸老了，没那么魁梧了，因为我的事憔悴了不少，这一幕让我泪目，一辈子都会记得。

实际上，向亲人抱怨会导致更加糟糕的结果。

父母、亲人会极为担忧，这增加了他们的痛苦。

关心则乱，他们会提出一些糟糕的意见如让子女退学、停工，甚至会强迫子女看医生、吃药。

亲人的痛苦让失眠者感觉内疚和无用，从而对失眠更加恐惧。

你有没有考虑过这些？有没有发现自己给亲人带来巨大的麻烦？现在我们换个角度，失眠者本人又从这些抱怨里得到了什么呢？

向他人说出自己失眠的感受，会在短时间里感觉到宽慰，但这些宽慰转瞬即逝。

抱怨很容易成为习惯，负面言辞会越来越多。

爱抱怨的人会感觉到孤独，认为周围的人不理解自己，实际上他们只是不愿意接受负面的言辞。

家人之间的矛盾越来越多。

因为总是向别人诉说睡眠问题，所以大家经常问你睡得怎么样，渐渐地，自己生活的方方面面都会被失眠所捆绑。

简而言之，抱怨有百害而无一利。人与人之间有着紧密的联系，当我们传达某种负面的信息时，这些负面信息往往会通过各种各样的途径传递回来。看似简单的负面言语其实没那么简单，会极为深刻地影响自己的生活。

② 这不是陈述，而是抱怨

睡吧一直劝诫大家不要抱怨，但很多人不以为然，会这样为自己开脱："我只是在陈述自己的糟糕经历，内心很平静，并没有抱怨任何事情。"

我们需要明白抱怨和陈述的区别。

抱怨是诉说自己糟糕的经历和感受，而且希望这些经历和感受得到改变，而陈述仅仅停留在那时那刻，并不希望事情发生任何改变。

抱怨一定是期望事情改变。当我们说"我昨晚没睡好"，看似在描述自己的经历，实际上却是期望"没睡好"这个事儿得到改变，这就是抱怨。当我们习惯性地抱怨身体的疼痛或精神的痛苦时，要随时注意自己在说话的时候是陈述还是抱怨。

③ 言语的能量

每个人的言行都会产生能量，促使周围的人和事发生改变。我们看到了抱怨会产生负面效果，也应该认识到积极的言语会产生正面效果。

失眠来袭，我们会上网查找关于失眠的方方面面的信息，希望了解失眠并缓解或消除失眠。有些媒体为了吸引眼球，倾向于报道负面新闻，在百度上搜索"失眠的影响"，看到的都是吓死人的词儿，从抑郁症到癌症……许多人的失眠就是这样被"吓出来"的，这是负面言语的负面能量。

许多人来睡吧网站和论坛，了解到失眠只是个平常事，并且看到他人分享走出失眠的经验，就能得到极大的安慰，顿时觉得自己有救了，这便是积极言语的影响。

在和朋友、同事沟通的时候，少抱怨自己的睡眠，多讨论积极的话题，我们会更有机会感觉到人和人之间的距离被拉近，感觉这个世界很美好。在和父母聊天时，多关心父母的身体、关心家常事，多倾听，让他们感觉到温暖，我们也会觉得自己活得更有价值。他们不再总是听到失眠的话题，也就放心了，不再纠结于你的睡眠如何。

正面言语带来正面感受，促使我们更加积极地生活，在走出失眠的路上前行一步。

行动：记录你的负面言语

尽可能详细地记录自己输出的正面和负面的言语，避免模糊的概念。比如，"我今天抱怨失眠了"这种描述过于宽泛，不利于我们产生真正的行动，试着像下面这样去记录。

中午和同事聊天的时候，我没有讨论工作，也没有参与八卦话题，而是向大家抱怨自己睡眠不好。

这段时间和老公交流变少了，可能是我向他抱怨失眠的时候太多，他有点不理解。

今天给妈妈打电话的时候没有多说睡眠，她问我睡得好不好，我告诉她还行，就转移到其他话题了。

只要我们每隔一段时间这样去记录一下，就会不知不觉地发现自己的抱怨在减少，正面的言语在增加。其实自己并不是不知道如何去做，而是对自己所说的话、所做的事没有足够的觉察。

首先要发现自己言行的不足，尝试改善。如果觉得改善太难，那就每天做一点点，我们一定会在进进退退的过程中达到目标。

随使使者，则随使者死

《杂阿含经》里有一段经文是这样的：

佛告比丘：谛听，谛听，善思念之，当为汝说。比丘！若随使使者，即随使死；若随死者，为取所缚。比丘！若不随使使，则不随使死；不随使死者，则于取解脱。

"若随使使者"里的第一个"使"表示烦恼，第二个"使"是动词，表示驱使。这段话的大概意思是：

佛陀对弟子们说：认真听，认真听，好好思考。弟子们！如果我们被烦恼所驱使，就会随着烦恼而陷入生死流转；一旦陷入生死流转，我们就无法得到解脱。弟子们！如果我们不被烦恼所驱使，就不会随之陷入生死流转；不随着烦恼陷入生死流转，我们便会得到解脱。

"生死流转"在此可以理解为恶性循环。现在，对照这段话，让我们重新回顾陷入失眠的整个过程。

生活变动，失眠发生了。

我们被失眠带来的不适所左右，随即采取各种各样的行动。

这些言行给生活带来负面影响。

糟糕的生活方式损害了身心健康。

失眠更加严重。

想要破解恶性循环其实很简单：停止其中一个环节。在这个循环中，我们能够改变的是第二点：被失眠的不适所左右。也就是说，只要我们的言行不被失眠所左右，这个恶性循环就能破解。

吧友"璇子"特别乐于帮助其他失眠者，她的分享被许多网友当作精神食粮。她记录、分享了自己的失眠历程，让我们仔细看看这个过程，试着理解她是如何被失眠的不适所驱使并陷入更严重的失眠的。

我是产后妈妈，现在崽崽十个月大。失眠是从生完孩子的第二天晚上开始的，当时病房非常吵，我的麻醉药刚撤，便秘，行动不便，吃不了东西，喝不了冷水，胃里又感觉灼烧。因为之前的麻醉，我昏睡了一两天，于是那天傍晚我开始睡不着，脑袋里面一直在想着有的没的。突然我一下子从床上跳起来，开始发脾气说真不该生小孩，好烦。我站在窗口吹风。可怕的是，妇产科在二十几楼，我本身恐高，看着窗外心想：莫非我得了产后抑郁症？

我想起之前看过的文章和报道，那些抑郁症患者不都是从这样的地方跳下去的吗？这个想法吓得我直打哆嗦，被老公背回病床。可整个病房乃至整层楼都是宝宝的哭声，我烦躁加害怕，一夜未睡。当时没有想到失眠，就想着原来看的那些新闻。第二天我又失眠，而且开始对失眠产生恐惧，不明白自己怎么会睡不着了，反正就是恶性循环开始。我急忙出院，心想回家应该能睡个好觉，又一个劲儿地查资料，把种种症状全套自己身上，一套一个准，注意力全在自己身上，觉得哪哪都不舒服，又害怕这样的不舒服会让自己晚上睡不着。于是我每天花大把时间查资料，越查越怕，越怕越查，不敢出门，怕自己死掉，怕自己疯掉。

璇子的失眠发展极为迅速，这是因为在产后身心本来就处于虚弱状态，这时候一旦遭遇失眠，被失眠左右，就会把自己该做的事情抛在脑后，一天到晚去"追赶"睡眠。这样的情况下身心必然遭遇双重打击，导致失眠变本加厉。其实只要该做什么做什么，即便睡不好也不要采取任何对症行动，就会安然度过这段艰难的时期。

吧友"天涯何处"把自己深陷失眠的感受描述得相当生动，他清楚地看到自己陷入怪圈，无论做出怎样的努力都无法走出来，十分绝望。

刚刚得眠几小时，心想应该是慢慢好转的迹象了，无奈又一夜失眠，立马打回原形。这种感觉比一直睡不着更折磨人，就像猫捉老鼠一样，刚把你放开轻松一下，一抓又攥回掌心。它看着你挣扎，冷冷地笑。焦虑、恐慌让我彻底陷入恶性循环的漩涡之中，内心变得无比脆弱，有时候外面一点点响动都会让我一阵阵心悸。每天早晨一起来，占据脑海的就是："昨天晚上睡了几个小时？"整个白天都会不自觉地想："怎么样才能睡着？究竟是什么地方出了毛病？为什么医生都治不好我的失眠？这种无望的日子什么时候才是个尽头？"每天晚上快要睡觉时，就莫名地恐慌……眼睁睁看着整个人一天比一天消瘦，一天比一天萎靡，没有白天没有黑夜。我不敢照镜子，不敢看镜子里形如枯槁、人不人鬼不鬼的模样。此时，没有什么比睡个好觉更让我渴望。就算倾尽我所有家产，只要能睡个好觉，我也绝对愿意。有一次去做全麻的无痛胃镜，我竟然对家人说，希望全麻后能多睡一会再醒来。只要听闻有能促进睡眠的方法，我就像抓到了救命稻草一样，在基本确定不会对身体有太多伤害的情况下都会尝试。花生叶熬水、灵芝阿胶、百合莲子、酸枣仁，还有穴位贴、针灸、艾灸、泡脚、运动等，这些方法我都试遍了，当然也花了不少的银子。结果呢，我只能说有些对身体的调养和辅助睡眠有一定作用，但是要靠这些彻底走出焦虑、抑郁、失眠的怪圈，根本就不可能。

可以看到，为失眠所做的事情越多，就会在失眠怪圈中陷得越深。我们无法走出失眠并不是因为不努力，而是努力的方向完全错了。所以，失眠的人们：

请停止为消灭失眠做出的任何"努力"。

请不要为失眠放弃自己的事业或学业。

不要再抱怨失眠。

这些可能不是你需要做出的全部改变，却是走出失眠的必经之路。

失眠，

人生的

转机

刚开始工作的那段时间，我一直处于失眠中。那是十年内的第三次长期失眠，每天我都会早早躺在床上，一直翻来覆去到第二天天亮。白天的时候身体一直很疲乏，心很累。日子就那样一天天过去，看不到任何摆脱失眠的希望。傍晚从公司走回出租房的路上，内心总是充满绝望，一直在期望自己快点变老，这样被失眠折磨的时间就会短一点。从傍晚到深夜，是最难熬的时间，到了第二天清晨，随着太阳升起，内心又浮现一点点希望。

就在那个绝望的时期，我上网各处搜索，突然看到一则新闻说某个女星每天失眠，夜晚睡不着就爬起来去院子里做瑜伽，一段时间后就从失眠中恢复了。这则新闻让我看到点儿希望，于是买了厚厚的《瑜伽之光》，一板一眼地按照书里教的学了起来。其中专门有针对失眠的各种体式，如站立前屈、背部伸展、头倒立、犁式……那么难的体式，我居然只用了两周的时间就硬生生做到位，并且每个姿势都能坚持五分钟以上，现在想想韧带没拉坏、脖子没扭断真是万幸。

半夜醒来睡不着了就下床做瑜伽，早晨爬起来无精打采就做一些力量型的瑜伽动作。两周后的一天，我忍着剧痛练完莲花式，内心极为平静，躺在床上居然真的睡着了。现在回想起来，瑜伽在短时间内缓解了我的抑郁，而且提升了身体素质，帮助我从那一段失眠中走了出来。更值得庆幸的是，瑜伽这一做就是十几年，对我身体和精神的改善非常可观，直到现在每周我都会坚持做一两次。因为失眠而接触瑜伽并坚持练下来，这是因祸得福。

瑜伽只是一项运动，是很好的辅助工具，却不能解决最根本的问题，它没有改变我对失眠的认知，更没有让我学会如何对待失眠。没过两年，失眠再次降临。那是我第四次长时间的失眠，虽然没有前几次那么严重，却让自己很受打击，因为能够尝试的方法已经全部尝试过了，还能怎么办呢？但是我很快又鼓起劲头，在前几次的失眠中像无头苍蝇似的尝试了种种办法之后，已经没有什么选择了，唯一的出路，就是彻底地了解睡眠和失眠，从而找到解决办法。这是典型的工程师思维：每一个问题都可以找到其背后的原因并加以解决。

在查阅了比较前沿的专著和论文之后，我对睡眠的方方面面都有了全新的认识，并且了解到认知行为疗法——通过改善行为、调整对失眠的认知，让自己摆脱失眠。直到现在，这也是心理学干预失眠的主流方法。在了解到这一切之后，我才意识到自己之前对失眠的认识几乎全是错的。我实践了这套方法，确实有用，它帮助我走出了那一次失眠。之后我建立了睡吧，开始传播以认知行为疗法为中心的关于失眠的知识。

认知行为疗法并没有帮助我彻底摆脱失眠。每天在睡吧和失眠者讨论睡眠问题，总会重新唤起内心的恐惧。第五次、第六次失眠还是来了，认知行为疗法也失去了作用，这个疗法无论如何也无法消除我对睡眠的执着，它依然是以睡眠为中心解决问题，而不是回到清醒的时间去解决失眠的根源问题。随着更多无眠之夜的来临，以及和失眠者的讨论越来越深入，我逐渐发现清醒的时间和睡眠有着极为紧密的联系。于是我不再研究睡眠，而是把注意力放在清醒的时间段，实践了很多能够让自己身心得到成长的想法，在生活中加入了慢跑、冥想，拓展兴趣，尝试更有效的工作方式，甚至学习了一些哲学和宗教理念，同时在睡吧把自己的实践分享给失眠者……这些实践逐渐证明自己的想法是正确的。

就这样日积月累，一天清晨慢跑结束后，我从山路走回家，脑袋里盘旋着很多和失眠相关的想法，有个很清晰的因果呼之欲出，然后就有了"顿悟"的感觉。这是个很神奇的过程，空气凉飕飕，但清晨的阳光照在身上暖暖的，内心变得亮堂堂，十几年来不断纠缠的失眠完全没了神秘感，强烈的愉悦感充满全身。我清清楚楚地看到了自己为什么失眠，在失眠之后的那些做法又不断让自己陷得更深，同时又看到自己为什么多次走出失眠却又反反复复。点点滴滴的负面行动产生了烦恼，又因为烦恼产生了更多糟糕的行动，这些联系变得非常实在，甚至可以触摸。

同时，我也清楚地看到在失眠之后自己做出的那些积极的改变，练习瑜伽、学习睡眠知识、实践认知行为疗法、建立睡吧帮助失眠者、回答一个又一个失眠相关的提问……这些积极的改变逐步让自己彻底看透失眠。那天早晨，我对失眠的恐惧彻底消失了，再也没有回来。经过这个过程，我不仅走出了失眠，也让生活发生了积极的转变，更让自己成了一个更好的人。如果没有失眠，就没有这些转机。

我们总以为失眠是灾难，是不幸，却不知道它可能是发生在我们身上最好的事情之一。

没错，失眠恰恰是人生的转机。

把失眠当作警钟

既然失眠是人生的转机，那我们就不要浪费这个机会，要学会利用失眠来改变自己的现状。但是现实中，人们通常都不会认为失眠是自身改变的契机，不仅是面对失眠，人们在面对大多数困境的时候，都会感觉自己很倒霉，不由自主地抱怨外界的人或事。试着回忆一下，这些情景有没有发生在自己身上。

某一段时间总是生病，动不动就感冒发烧。我们会认为天气太冷了，自己穿的太少。其实疾病是在提示我们身体不够健康，需要用更加健康的方式生活。

孩子非常任性，喜欢发脾气。我们会认为自己的孩子不好带，性格不好，或者是爷爷奶奶宠的，并没有意识到自己养育孩子的方式存在问题。

薪资总是上不去，领导总是对自己不满。我们会产生不甘、嫉妒等各种情绪，认为没遇到好领导，却不去理会自己的工作是不是没有做到位。

这些小事告诉我们，人们遇到烦恼时总是习惯性地忽视自身存在的问题，把造成这些烦恼的原因归结于他人或外界，这种习惯严重阻碍了自身的成长。如果我们学会通过这些麻烦来发现自身存在的问题，人生就会变得完全不同。

如果通过不断生病认识到自己的生活方式存在问题，立刻做出改变，我们会变得更加健康，不仅让自己更少生病，还能惠及身边的人。如果通过孩子的任性发现自己的养育方式存在问题，我们就会努力改变自己教育孩子的方式，成为更好的父母，和孩子一同成长，让一家人拥有更幸福的生活。如果我们通过不如意的事业发现自身在技能、方法和态度上存在的问题，不断学习、调整，逐渐提升业务水平，就能获得更好的机会、待遇，也能工作得更舒心。

和遇到这些烦恼时一样，当失眠来临的时候，我们往往不知所措，感觉自己非常倒霉。在睡吧，很多人求助或分享时都会先说自己的经历。

过了一个多月，可怕的事情来了，失眠复发了，四个晚上没睡。本来以为自己好了，没想到失眠卷土重来，这次我真的没那么淡定了，我要疯了，怎么这么倒霉呢？

刚开始失眠的时候无法接受：我还这么年轻，我不想得这种病，我到底做错了什么，我这么善良的人，为什么老天爷要夺走我的幸福？

失眠了，心里想：我这么年轻就失眠了，以后怎么办啊？我现在身体这么差，又来了个失眠，我以后还会不会好啊？为什么是我得了失眠？我又没有做伤天害理的事。

很少有人理性地从自己身上找问题，埋怨老天爷的却不少。大家完全不明白自己为什么失眠，用很多匪夷所思的方式来对待失眠。就拿喝热牛奶来说，这是广为流传的偏方（睡前喝点热牛奶能让自己睡得好点儿），似乎喝牛奶和睡眠好坏有了直接的关系。我们应该想一想，难道以前没有喝热牛奶的时候都睡不好吗？失眠的时候我也曾经做过这个尝试，每天晚上一杯热牛奶，后来发现除了让自己长胖了两公斤之外没有任何效果。因此，不要试图靠各种外物让自己睡得好一点，这不是正确的做法。

人是非常复杂的生命体。我们不仅拥有身体，还有感受、想法、行为和认识。这些概念并非孤立存在，而是彼此影响、相互转化，又和他人以及整个世界紧密联系。所以，当失眠发生的时候，它一定不是凭空出现的。短期失眠可能出于各种各样的原因：睡前喝了杯咖啡，邻居办了个生日派对通宵又唱又跳……但是慢性失眠的原因极为单一：几乎都源于自己的所作所为。

我们的身心会通过各种各样的症状来告诉我们"出问题了"。酗酒的人很容易得肝病和胃病，这恰恰是身体在告诉我们不能再饮酒了，同样，失眠不可能凭空出现，是身体在通过失眠向我们传达信息。我们要做的是把失眠当作一个信号、一声警钟，在失眠的时候立刻意识到身心在报警，意识到"我自己出了问题，我的生活出了问题，现在要找出这些问题并解决它们"。这是面对失眠的正确态度，只有这种态度才能带我们走出失眠。

失眠是身心敲响的警钟。意识到这一点就像给自己锚定了一个灯塔，即便走了弯路，也能回到正轨，向着正确的目标前进。

充分了解自己

《古希腊名哲言行录》里面有一段记载：

有人问泰勒斯："何事最难为？"

应道："认识你自己。"

人真的很少能深入了解自己，一些人过度自大，另外一些人有自卑倾向，在不同的场合面对不同的人，我们的表现又有很大区别。我们会高估或低估自己，很难中肯地评价自身的能力，很难驾驭自己的天性。从小到大，每个人都是在各种各样的经历中尝试熟悉自己的体力、智力和情感。

我四岁的女儿最常说的话是："我可以的，我可以的！"然后把东西抢过去试图自己搞定。过一会儿就放弃了："爸爸你能帮我一下吗？"此外，她在遇到新事物的时候往往拒绝尝试，认为自己做不到、不会做，而尝试之后却多半发现很简单。

父母："你要去试一下吗？"

孩子："不要。"

父母："就试一下，很好玩的。"

孩子："不要。"

（过了一会儿）孩子："我还要玩。"

孩子如此，成人也一样。我们在面对自己不了解的事物时，并不清楚自己的能力范围，所以很难做出正确的判断。面对失眠时尤其如此，因为失眠如此陌生，我们完全不了解自己在失眠状态下能如何驾驭身心，更不知道失眠究竟会带来怎样的影响。这时我们需要通过实际行动一步一步地探索和发掘自己的实际能力。

① 了解自己的睡眠需求

有个同事是个神人，他每天早晨都给我们聊前晚看了什么电视剧，有时候两天就追完一部。大家就很奇怪：他怎么有那么多时间看电视剧呢？后来那个同事告诉大家，他每天看电视剧看到凌晨四点，之后睡三个小时，七点起床。大家吓坏了，问他是不是失眠了。同事说不是的，只是多年来逐渐发现自己并不需要睡那么长的时间，即便只睡三个小时，第二天也没有感觉不好，后来就干脆只睡三个小时，这样就多出来很多时间打游戏、看电视。实际上我们也发现他的精神很好，非常活跃健谈，而且工作效率很高。

我也在这么多年的时间里不断进行尝试，探索适合自己的睡眠时间。发现白天的工作和生活内容不同，睡眠需求也会有很大不同：白天活动量大的时候晚上就睡得多；白天活动量小，晚上会很精神不想睡。我的睡眠需要大概是这样的：

个别晚上只睡三个小时，大都是被孩子吵醒，或者上了个厕所不想睡了。我会看电影、读小说甚至工作。第二天会有些疲劳，但是可以忍受，工作的时候感觉困，需要时不时起来拉伸一下。进行剧烈的体力活动（比如踢球、长跑）之后精神会变得非常好。晚上会困得比较早，躺下就睡着。

大概每周有一两天只睡五个小时，通常是看电影到凌晨两点左右。第二天没有特别疲劳的感觉，只有到了下午会感觉很困，同样需要一些体力活动来提升精神，有时候趴在桌子上打个盹也可以恢复。

大多数时间会睡六个小时。这是个刚刚好的睡眠时间，不多不少，白天不疲劳、很精神，可以保持一整天的高效。我的生活比较忙碌，六个小时的睡眠时间似乎是个平衡，多一些会精力过盛，少一些会稍显疲劳。

只有在非常疲惫的日子才睡七个小时以上，比如之前的一天只睡三个小时，第二天就会睡到七个小时来缓解身体的疲劳。或者前一天做了很多户外活动，晒了很长时间的太阳，就会睡得比较多。

八个小时以上的睡眠对我来说实在太多了。如果某天晚上睡了八个小时，第二天一定会无比振奋地看电影到凌晨三四点。

在各种媒体上，我们经常会看到标准的睡眠时间是八小时，近些年又统一口径变成七小时，这种标准并不适用于每个人，睡眠只是一个需求而已，就像吃饭，难道有人会规定我们每顿饭的标准是摄入200克蛋白质、50克纤维、10克脂肪、500克碳水化合物？实际情况是：每个人的需求都不同，每个人每一天的需求都不同。

有位失眠者在睡吧提问，他的问题非常有意思。

我想问一下，有没有人是从小睡眠就不太好的。不是那种遇到事情而导致的短期失眠，也不是熬夜生物钟紊乱的问题，是天生神经系统容易兴奋。

我从小就晚上睡得晚，对睡眠环境要求很高，怕光怕吵。白天很难入睡，20多年了，从来没有午睡过，很困但是睡不着，更不用说趴桌子上睡或者在车上睡。

我从来不知道打瞌睡、打盹是什么感受，从来没体验过。记得高三的时候，大家都睡眠不足，很多同学上课会打瞌睡，我很奇怪他们为什么能在课上睡着呢，我哪怕一宿没睡，很累很疲惫，第二天上课也是睡不着的。

上大学前我都以为自己是正常的，慢慢发现大家都能在图书馆的沙发上午睡，或者趴在桌上就能睡十几分钟，而且是真的睡着了！之前我一直以为别人都和我一样只是闭目养神。

失眠给我带来很多困扰，不再一一描述了，只是想知道有没有相同经历的朋友，有没有人也是天生神经系统容易兴奋呢？

看到这个人的疑问，大家有何感受？有没有人和我有一样的想法：他明明不需要那么多睡眠。很多"失眠"都源于不需要睡那么多却非要强迫自己"睡够"。关于个体的睡眠需求，有下面这些事实。

有些人天生需要的睡眠多，有些人需要的少。

即便是同一个人，生活有时繁忙有时空闲，对睡眠的需要也不一样。

在个体成长的过程中，对睡眠的需求是逐渐减少的。新生儿一天要睡20个小时以上，而大多数老年人的睡眠是三四个小时。

生病了，我们对睡眠的需求有所增加，很多人感冒时一天到晚都在睡觉来恢复身体。

如果我们病愈恢复健康，精力旺盛，对睡眠的需求又会减少。

看到这里，我们应该明白：个体对睡眠的需要并不是固定的。我们没有必要强求自己一定要在什么时间入睡，或者一定要睡够多少小时。睡眠需求随着生活的改变而改变，我们不必强迫自己去睡觉，如果睡不着，那就顺应身体的需要从床上爬起来。在睡吧的诸多失眠者中，有相当一部分是源于强迫自己规律睡眠，因为我们不了解自己的睡眠需求。

②了解自己的身心

走出失眠的关键在于过好白天，这个意见看似简单，执行起来却极为困难。在睡吧，总是能看到类似下面这样的意见。

只要能做到在每次失眠后的第二天依然积极地生活，你就能够走出失眠。

面对这个意见，很多人都极为困惑，因为大家都认为只有睡好了觉我们才能积极生活，失眠状态下怎么可能积极呢？

我一晚上都没睡，第二天怎么正常生活？

睡得太少，感觉头昏脑涨，什么东西都记不住，根本没办法完成工作。

我太害怕失眠了，每天焦虑到不行，根本不可能好好做事啊！

在失眠者眼中，自己并不是个正常的人。似乎失去了睡眠，就失去了自身的一部分，自己就变得不完整。在前面的章节我们已经详细解释过：失眠不会直接影响健康，失眠不会直接导致死亡，甚至对工作和学习的影响也微乎其微。既然如此，为什么失眠之后总觉得一切都无法正常进行了呢？

这只是因为我们对自己的身心缺乏深入的理解。深陷失眠的人都存在以下两种感觉。

身体的疲劳感。

内心的焦虑感。

这两种感觉蒙蔽了失眠者的双眼，导致他们无法认识到自己身体和内心的承受能力。睡吧的吧友"伊妹"写过几篇分享，帮助了许多的失眠者。

只要我们积极行动，生活依旧是丰富多彩的。去健身吧，去学画画吧，去跳舞吧……生活不只有失眠，还有诗和远方。相信我，当你真的发自内心地热爱生活的时候，生活也会热烈地拥抱你。失眠那段时间我学会了游泳，还通过运动减重十斤，爱上了在操场上挥洒汗水的自己。太多太多人因为失眠而放弃或者想要放弃学业、爱情、工作：想换一份轻松的工作，不敢考研，甚至害怕未来……失眠期间，我试着参加了学院的微电影大赛，最后得了第一名。当时觉得自己好了不起，不是说得了这个奖有什么值得骄傲的地方，只是发自内心地谢谢自己没有放弃追求。当你尝试一些事情的时候，会发现是自己把失眠想得太可怕，其实你跟正常人没什么两样，你也有资格追求属于你的梦想、属于你的幸福人生。

一点都没错，失眠者和正常人没有任何区别，都可以追求积极快乐的每一天。重点是去追求、去做，通过行动逐渐了解自己的身体和心灵。

身体并不会因为失眠就变得不中用，仍然可以参与各种各样的活动、进行高强度的运动、完成繁重并有挑战的工作、搞定紧迫的考前复习……只要坚持正确的生活方式，失眠不会给身体带来实质的影响，后面会谈到在失眠状态下怎样才能更好地生活。

失眠的焦虑和恐惧会让人彻底崩溃吗？崩溃这个词被失眠者用滥了，很多人会说："救救我，我要崩溃了！"这时候我会问："崩溃是什么样子？"得到的回答通常是："就是哭一场吧。"那失眠对内心冲击的最坏结果就是哭一场而已啊！不要逃避，主动承受，你就会发现自己并不是想象中那样脆弱。

③了解自己的性格

后述词汇常常被失眠者用在自己身上：敏感、多疑、追求完美、情绪化、多愁善感……下面是一些失眠者的"自画像"。

失眠的人会比较敏感，我也总是因为一些小事心绪翻滚，工作中一些看不惯的人和事我也难以与其和解。

很久没有关心过父母。我把自己认同为受害者，怪父母小时候给的关爱太少导致自己敏感多疑。

我个性敏感多虑、追求完美，非常重视自己的健康，一点点小事都会让我心塞不已。

大部分失眠者都是脆弱、敏感的人，生活中对自己的要求比较高。反观那些大大咧咧的人，你跟他抱怨睡不着他都会觉得奇怪，不理解。

我们把失眠培养放大，给它无穷的力量来折磨我们。失眠的出现绝非偶然，是自身性格造成的——敏感多疑，要求完美，不允许自己有任何差池。

意识到失眠可能和自己的性格有关系，这往往令失眠者感到绝望，因为性格是很难改变的。所以许多失眠者都在抱怨自己的性格，为什么不能大大咧咧地什么都不在乎？为什么不能变得"无脑"一点儿，什么都不考虑躺下就睡了？

难道性格真的是失眠的重要原因吗？不，不是的。敏感、多疑、内向的性格并不会导致失眠。

那么为什么失眠总会发生在类似性格的人身上呢？这是因为，敏感的性格会令人更加纠结于失眠，为应对失眠付出更多行动。记得前面提到的吗：当我们为失眠去做各种各样的事情，就是在给失眠浇水、施肥，让失眠更加"茁壮"。

一个人性格敏感、多疑又追求完美，就会想方设法解决失眠这个"问题"，甚至会因为失眠而辞职或退学，但是一个大大咧咧的人，失眠之后不怎么当回事，喝杯咖啡就该干什么干什么去了。看出来了吗？真正的区别不在性格，而在失眠之后的所作所为！

只要我们认清楚"罪魁祸首不是性格而是自己的言行"，就可以顺应自身的性格特点更快走出失眠。既然清醒时间的生活状态是睡眠好坏的原因，那就把自己敏感、追求完美的性格用在改善清醒时间的生活上。很多人从失眠中走出都证明了：性格特点不仅不会成为阻碍，反而会帮助我们更快地走出失眠，收获更好的人生。来看看吧友Chloe的分享。

失眠后，自己变得更好了。我失眠的时候很容易歇斯底里，总是处在情绪的临界点，像只易怒的狮子。每次发泄完情绪安静下来，我就开始反省，我发现之前的生活有太多条条框框了，小到袜子必须放在哪儿，大到工作上必须到达哪个位置，我在无形中逼迫自己。如果尝试入睡的时候突然有人开灯，或者我正努力放松自己的时候有电话打进来，我都会起来大哭，觉得自己已经那么努力想要入睡了，为什么还是睡不着？！为什么有那么多控制不了的事情发生？！然后我就逼迫自己接受一些改变，比如偶尔打乱的衣服，等到明天睡醒再叠也没关系，一丁点儿也不影响生活；睡着了被人吵醒也没什么，毕竟对方也不是故意的，索性起来上个洗手间再睡。我还开始尝试玩以前最怕的高空游戏，挂在高空飞下来那一刻，换了个角度看到的世界更美了……现在我也偶尔失眠，但看得很淡，今晚没睡好那就明晚补回来。把失眠这件事"放小"之后，发现它并没有那么可怕。性格内向、拘谨、多愁善感的人往往更容易失眠，也许失眠只是来提醒我们个性中的某些特点对生活的影响，我们应该利用这个机会好好地和自己聊聊，面对真实。我们都是不完美的，但没关系，好的自己、坏的自己都不要排斥，能和自己和平相处的人，就能和世界和平相处，那失眠又算什么？

Chloe个性追求完美，行动力非常强，很多事情都要做到预期的程度。以前她也强求完美的睡眠环境，现在明白了自己的想法和习惯才是问题所在，就试着接受各种改变和各种不如意。

每个人的性格及其影响都是多面的。敏感的人可能会感受到更多负面的想法和情绪，因此承受压力、引发思考、发现自己存在的问题，同时也更能感受到正面言行产生的能量，从而促成更加深刻的改变。

"能够感受到苦"绝非坏事。打个比方，如果一个人身体健康而且神经很"大条"，喝多少酒、抽多少烟看似身体还是很棒，这个人就无法及时感受到烟酒对身体的伤害，最终可能会无药可救。敏感的个性和体质很容易感觉到痛苦，生活中一点点改变都会影响到自己，但也意味着可以及时做出调整和应对。只要我们能够把感受到的痛苦转化为改善的行动，就会变得越来越好。

烦恼即菩提

《大乘庄严经论》里有这样一段话：

由离法性外，无别有诸法；是故如是说，烦恼即菩提。

其中"烦恼即菩提"的解释有很多种，最为常见的一种是："站在另一个角度去考虑，就能消除自己的烦恼。"有这样一个故事：

有位老婆婆常常哭泣，因为太好哭，大家都不称呼她的名字而叫她"哭婆"。

有人问："老婆婆！你为什么这么喜欢哭呢？"

老婆婆说："你们有所不知，我有两个女儿，大女儿嫁给了雨伞店的人做媳妇，每当太阳出来，就想到大女儿的雨伞卖给谁呢？没有人买雨伞，就没有生意了，她的生活怎么办？我不禁就要为大女儿哭。"

老婆婆又说："我的二女儿嫁给卖米粉的人做媳妇，每当下雨，就想到二女儿的米粉没有太阳晒；没有米粉卖，就没有生意，那生活怎么办？你们说，出太阳我要为大女儿哭，下雨天则要为二女儿哭，我怎么能不哭呢？"

这一天，刚好来了个出家法师，听完老婆婆的话，法师就对老婆婆说："老婆婆！你可以把你的观念改变一下嘛！以后当你看到太阳出来，就想二女儿的米粉晒干了，生意一定很好，会赚很多钱。遇到下雨天，你可以想大女儿的雨伞生意一定很好，这样你就不用哭了。"

老婆婆一听："嗯？观念可以改变吗？"

法师说："当然可以！"

老婆婆观念一转，从此每当看到太阳出来就为二女儿欢喜；下雨了则为大女儿高兴，从此变成一个会笑的老婆婆，大家也因此改称她为"笑婆"了。

这个故事解释了想法随着思考角度的改变而改变，告诉大家烦恼转化为菩提、菩提转化为烦恼只是一念之间。然而在现实中，很少有人能做到一念之间让烦恼消失。"烦恼即菩提"的道理是：通过正确的做法，生活中的烦恼都可以转化为自身的智慧。那智慧又是什么？简单来说，这里说的智慧不是智商，而是一种更综合的能力。智慧越高，生活中的烦恼就越少，宁静和快乐就越多。烦恼即菩提，并不是说烦恼就是智慧，而是烦恼可以通过正确的途径转化为智慧。前文Chloe的例子就说明了这个道理，她被失眠折磨，通过自身的努力，最终不仅走出失眠，还成就了更好的自己。这个过程一般有以下几步。

出现长期失眠，陷入痛苦之中。

发现失眠的原因是当前的生活状态。

忍耐不安、焦虑和恐惧，积极、健康地度过每一天。

身心得到滋养，心性得到磨炼。

生活和工作变得越来越好，最终走出失眠。

这是非常典型的将自身痛苦转化为快乐生活的过程。转化的重点在第三步——忍耐不安、焦虑和恐惧，积极、健康地度过每一天。想要做到这一点并不简单，需要付出努力。这努力并不是从乒乓球菜鸟到世界冠军那么多，只需要多做一点点就够了，本书后面的章节会具体讨论我们需要怎样去做。

吧友"小米兔"在2017年分享过一篇《失眠好了，其实是自己变得更好啦》的文章。

失眠之后，我把每件事做得妥妥的，因为如果我不这样，那么焦虑等负面情绪会再次奔涌而来。现在我会更珍惜每一天，就如我这会儿正在写这篇文章，我是开心的，也希望更多失眠者能走出来。我的坏习惯改了；我的自私改了，宽容了；现在我和室友的关系也非常好，其实我失眠不是他们造成的，错在我自己。每个人都有自己的生活习惯，与其徒劳地想改变他人，不如改变自己。反正，一切朝着好的方向走吧，即使之后再失眠，哪怕一辈子不睡觉了，我也无所谓。我有梦想，有父母，有生活，更精彩的世界在等着我，我不会因为失眠而停下脚步。

通过努力，把失眠的烦恼转化为提高生活质量的行动，这让小米兔成为一个更好的人，在各个方面都更加顺心。每个失眠者都必须明白这个道理：失眠并非不幸，只要我们好好利用这个机会做出改变，就会拥有快乐和幸福。

还等什么呢？转变，势在必行！

转变，

势在必行

因为失眠，我从高中开始的十几年里，相当多的时间都生活在比较阴郁的状态里。生活就像过山车，每当出现了一些转机，便会从高处一冲而下落入低谷。有几年时间我热情高涨，学业上有了重大突破，生活中也有很好的朋友相互关照，日子充实快乐。然而不久之后我便开始自满，每日沉迷游戏，生活没有目标，失眠也再次爆发。那时候，生命在我眼中就是个诡异的圆圈，好不容易找到了路却又被失眠带回原点。

　　失眠让我跌跌撞撞十多年，却也是失眠带着我走出怪圈，让生活发生了彻底的转变。从深陷失眠到找到出路、最终走出失眠，这并不是个短暂的旅程，需要一点一点地尝试和积累。

　　最先开始转变的是身体。因为失眠，我开始练习瑜伽、慢跑，并长期坚持，力量和耐力都变得比以前好得多。之后是生活方式的转变，我不再沉迷游戏，用很多时间去学习、训练自己需要的技能，同时多了许多户外活动，休闲的时候和朋友们一起玩桌游也很欢乐。工作上的改变更加明显。从被动工作到积极地解决问题、寻找更有挑战的任务。再后来，我建立了睡吧，开始帮助其他人，也让自己的心境得到了彻底改变。

　　一步步走来，这条路十分漫长。没人告诉我该怎么做，只有自己在黑暗里摸索。走了不少冤枉路，但回想起来一切都值得。这个孤单而漫长的过程不仅让我彻底从失眠的怪圈中走出，也让自己变得更健康、更善良、更快乐。

行动，走出困境

多年来，在睡吧面对形形色色的失眠者，我发现几乎每个人（包括我自己）都有着差不多同样的错误认识：

想法决定命运。

这个认知是如此"致命"，令人面对失眠时几乎束手无策。这些观念从小就被灌输在脑袋里，让我们认为失眠的原因在于自己的想法和性格。你是不是也有类似的观念呢？

只要不去想失眠，就不会失眠。

失眠是因为自己害怕失眠。

我没办法带着这么多负面想法走出失眠，首先要改变这些想法。

我一定要把这件事情想通。

以"想法"为中心的理念会把我们带入死胡同，因为直接改变自己的想法和认识是很难的。记得电影《盗梦空间》里有段台词：

亚瑟："如果我说'不许想大象'，你会想什么？"

斋藤："大象。"

其中的道理很明显：

我们无法控制自己的想法。

想要走出失眠，首先要认识到想法很难被直接改变。下面这句话是走出失眠的正确理念：

行动改变想法，行动决定命运。

只有行动起来才能重塑认知和想法，最终决定自己的命运。其实我们脑海里的各种认识并非与生俱来，而是被各种各样的言行塑造的。

"每天应该睡够八个小时"这个观点并不来自我们实际的体验，而是通过阅读等行为得来的。

"这个人非常固执"，我们对某个人产生这种看法，通常是因为发生了争吵或摩擦。

"三角形的两边之和大于第三边"，这种认知是因为我们听老师讲课，并进行课后练习。

仔细分析会发现，几乎每个想法都是通过自己的言行习得的。失眠中的你会有无数的负面想法，这些想法同样根植于自己的言行。

① 用行动改变想法

面对失眠，只有通过日复一日的行动来改变自己的想法和认知，才能最终走出失眠的困境。吧友"小E姐"居住在瑞典，产后经历了严重失眠，之后做了心理咨询并接受睡吧的意见，她这样总结自己的行动：

光和医生聊天、看睡吧的文章，承认问题，但不落实到行动上，那真的一点儿用处也没有。我做了以下几件事情。

即使负面情绪缠身，也不要放弃做母亲的责任，喂养、陪伴、玩耍，一样都不要少。不要抱怨，新父母都是这么辛苦过来的。

带孩子会比较单调，这时更要在有限的时间、空间里照顾好自己。我买花布置房间，周末和先生外出吃早午饭……"父母和孩子不是连在通气管两端的气球，此消彼长，而是套在一起的两个气球，照顾好自己，就是照顾好小孩"，我的医生如是说。

按照组长的方法，实打实地、不打折扣地提高睡眠效率，不要蒙骗自己，也不要心急。我晚上不再捧着平板电脑不放，捡起之前未读完的书认真阅读，自然而然地入睡。

坚持运动。我重新开始了瑜伽课，每周三次，上最难的阿斯汤加瑜伽、力量瑜伽。即使照顾孩子累到不想动，也强迫自己去上瑜伽课。只要进了教室，一堂课下来总能大汗淋漓，身心愉悦。

每天反省自己的所作所为，久而久之成了习惯，常常自省的人才会过好每一天，善待每个人。冥想是个发现内心、自省的好方法，虽然现在不太有时间练习冥想，但还是找时间听一听冥想课程，总有醍醐灌顶的感觉。虽然开始是为了改善睡眠才做这些事，却就此开始了蜕变之旅。

当我们开始通过积极、正面的言行去改善自己、改善生活，就会对自身和周围的人产生正面影响，这些正面的效果进一步改善了自身的情绪，良好的情绪下也会越来越确定失眠并不可怕，就这样一步一步把自己拖出失眠的泥沼。

②行动产生变化的过程

睡吧里总有类似这样的提问：

我只要按照组长意见去做，是不是就能好了？

我这几天睡得不错，是不是就快好了？

想要回答这些问题，就需要理智地了解行动产生变化的过程。只要处于下面这些过程中，我们就是在"恢复"。

坚持正面的言行。正面言行有两方面积极影响：一是提高自己的生活质量，二是对周围的人有更多帮助。当生活品质提高，和亲人、朋友的关系更为融洽，对自己的健康状况会有积极影响，负面情绪也会减少。

被改善的身心状态反馈回来，让自己认识到只要去做就能改善，当对失眠的认识和想法发生了改变，对失眠的恐惧就会大幅度减少，从而使睡眠得到改善。

睡眠的改善和身心状态的提升让自己的信心更强，更加积极地行动，进入良性循环。

在之前的章节我们提到失眠的恶性循环，现在可以看到积极、正面的行动会让我们进入良性循环。走出失眠的路已经非常清晰，剩下的就是去行动。

③ 大家在如何行动

吧友"孽希拉"在孕期遭遇失眠，她的行动力很强，接受了建议后立刻开始行动。

我接受评估后咨询了几次就开始行动。其实重要的不是问，而是行动。过程的痛苦不用说，但必须做下去。只要你还想活，就一定能坚持下去而且一定能好。我算是恢复比较快的，差不多一个月睡眠就好了很多。还是担心睡不着，但担心都是多余的，没用，管他呢，该干吗干吗。有时整夜不睡或者只睡了一会儿，我第二天还挺着大肚子照样上班，只有这样我才能好。我觉得自己因为一直坚持上班所以恢复比较快，失眠没有影响我的正常工作，但是肯定很难受。我以前特别害怕"抑郁"二字，现在一点儿也不怕了，因为抑郁、焦虑都只是情绪，我们控制不了情绪，反而容易被糟糕的情绪控制，被脑子里的念头牵着鼻子走。那都不是真实的，只是念头而已。

再回到璇子分享的经历，看看她在那么糟糕的状况之后是如何通过一步步的行动走出失眠的。

我去考驾照。焦虑缓解了一段时间，但是因为驾考我又焦虑了，担心突然脑袋空白，担心撞车，担心因为失眠一直考不过。这一切不就是痛苦的感受嘛，我必须忍耐这些想法，并积极复习题目，去学车，带着难受、不安、焦虑继续做事。

我没有像别人那样全心全意地在学车，所想所做都夹杂着焦虑，但考试结果却异常好，练车水平也相当高。拿到驾照那一刻，我舒了一口长气，怀疑自己神经衰弱的想法彻底消失了。我还学会了做菜，简单的、超难的、我爱吃的、家人爱吃的……好有成就感。

我感觉自己不能一直在家待着了，刚好看到组长问："如果不失眠你会怎么做？"我写道："如果不失眠我会找一份工作，努力赚钱给父母买礼物，给孩子买衣服；如果不失眠，我每天都要漂漂亮亮，化妆、保养、烫头发、做美容；如果不失眠，我会把驾照考到手；如果不失眠，我会天天和姐妹们逛街；如果不失眠，我会吃各种美食；如果不失眠，我会去我想去的任何地方……"

于是我放手开始行动。找了工作，专心做好每一件事，并努力读书准备考相关的执照。我每天和姐妹们聊天、逛街、吃好吃的，回到家就自己带小孩，把家务做好，到了周末就做好吃的给家人吃。我的失眠已经好了，如今甚至快要变"睡神"，焦虑无法引起我的注意，最多说句"想多了"，然后一秒又回到了当下。

我们看到这些吧友从失眠走出来后达到了极好的状态，更应该看到他们付出的努力和行动。如果你也想变成睡神，那么"通过积极、正面的言行过好每一天"是唯一方法。

④ 行动产生的能量

吧友"爱de小米兔"在小组里分享过一篇《失眠好了，其实是自己变得更好了》，详细陈述了自己开始行动的过程。

你是不是今天还有课要上？作业有没有完成？老板布置的工作还有一半没搞定？初中同学约你吃饭，你们有几年没见面了？今天又没有学完口语？办了健身年卡，用了一次就再也没有去过？每天有这么多事需要你去完成，要陪父母，要工作，要生活，要旅游，如果每天只想着如何"干掉"失眠，那你就败给了生活。不去享受精彩生活，却无休止地抱怨失眠，这只会让你越陷越深，助长内心的焦虑、忧郁。你没有受伤，却无法"康复"！！

要打破这个怪圈，你就要接受失眠带来的所有负面影响，去做你想做的事。你想想，被失眠困扰的时候，你是不是有许多事没有去做？该学习的时候不去学习，该玩的时候不去玩，还一直和父母抱怨自己失眠是多么痛苦。我当时就这样，现在我知道错了，不该对我父母这样，现在我非常珍惜他们。所以，你需要停止围着失眠做事，去做你原本要去做而因失眠所停下来的事，行动是很神奇的……

没错，行动有非常神奇的作用。脑袋里的想法再怎么惊天动地，也不可能带来什么改变，但是只要有了行动，就会产生能量，带来实际的变化。

大家都听说过蝴蝶效应，这并不是夸张，而是科学计算的客观结果，动态系统中（比如地球的环境）初始条件的微小变化，将会带动整个系统长期且巨大的连锁反应。我们日常的一言一行也有同样的效果，积极的言行会产生正面的能量，每个失眠者都急需正能量，所以请用正面、积极的方式说话、做事。

一生之计在于晨

关于起床时间，失眠者多半是以下两种情形。

刚睡两三个小时，根本不够，再多睡一会儿，把觉补上。

半夜醒了，折腾来折腾去睡不着。早晨要起床了，感觉很可怕，这一天能过得下去吗？再躺一会儿吧。

于是我们关闭闹钟，拖到最后一刻才带着满心焦虑和昏沉的脑袋爬起来，吃不下早餐，随着人群上班、上学。清晨阳光明亮，我们熬过了漫长的夜，内心中出现一点点希望，转瞬又满心绝望，不停地想："是不是一辈子都要这样度过？"

这样毫无生气地开始一天的生活，失眠者彻底失去了一天中最宝贵的时光：清晨。接下来的一天里，我们会逃避一切让自己感受到压力的事情，不断和人抱怨自己没睡好，在电脑上不断搜索"失眠怎么办"，想方设法地让自己休息而不是努力工作和学习。于是，我们失去清晨后又失去了整个白天。

现代社会，人们似乎更注重夜晚的生活，把早晨留给赖床、拥堵的交通和牛奶面包。于是，越来越多的亚健康，越来越多的焦虑，越来越多的急躁，很多人没有意识到清晨的质量会影响一整天的身心状态。

在前面章节一次次的分析和强调中，我们已经很清楚睡眠好坏取决于白天的生活质量。失眠者曾经做了错误的事：入睡前尝试各种方法来助眠。现在应该做正确的事：在清晨就努力调整状态，为这一天接下来的生活和工作做好准备。

现在来看看清晨为什么这么重要。

① 清晨是生活的节拍器

我们都知道，每首乐曲都有特定的节奏，现代乐队里的鼓手往往是乐队的灵魂，没有稳定的节奏就无法演奏音乐。同样地，生活也像一首乐曲，而清晨决定了它的节奏，只要能打好这个"节拍"，一天的生活就有了律动。有好的清晨就有好的一天，有好的一天就有好的睡眠。我们的生命会进入良性循环，一点点地变得更好。

② 过好清晨可以大幅减轻焦虑和恐惧

失眠的人对自己的身体状态极度缺乏自信。早晨刚刚起来的时候，觉得自己睡了这么一点点，接下来的这一天根本没办法熬下去。前面的章节提到，其实失眠对生活和学习的影响微乎其微，每一个失眠的人都需要去验证这一点。清晨是日间生活的第一步，只要积极迈出第一步，一整天会变得容易很多。

换句话说，过好早晨能给自己极大的自信，认识到即便是失眠依然能够胜任日常工作和生活，内心的焦虑和恐惧自然就会缓解。

③ 好的晨间习惯可以缓解甚至消除头晕、恶心等症状

失眠者因为长时间在床上无法入睡，会有晕沉沉的感觉，导致一天的生活质量下降，让人误以为失眠造成了严重的健康问题。下面是一些吧友的自述，几乎每个失眠都会体验到类似的不适。

瞪眼看着天边慢慢泛出鱼肚白，从一躺下就开始冒汗、心慌、手心发烫。白天我各种难受，眼睛疼，头晕，还有轻微恶心。身体出现一些焦虑相关的症状：心跳快、无力、无食欲、头晕头痛、发抖、恐惧、耳鸣，等等。对什么事都提不起兴趣，觉得自己得了抑郁症，顶不住头昏脑涨的苦便哭丧着脸去跟领导请假休息。

这些身体和心理上的不适其实都可以避免，只要在起床后适度

运动，就可以缓解甚至消除绝大多数不适的感觉。

说了这么多，到底该如何开启清晨呢？每个人都有不同的答案，以下是一些共识。

起床之后给自己留下充足的活动时间。

晨间活动能够唤醒大脑和身体。

早餐可以很好地补充能量。

清晨的时间里，要对自己接下来的一天有所规划。

每个人都有自己的晨间规划，如果实在不知道该怎么做，下面给出一个"基础配方"，只要大致做到就好。

① 按时起床

早点起床，才能给自己留出充足的时间。大多数人往往在出门前半小时才起床，如厕、洗漱、穿衣、穿上鞋子匆忙出门，女孩或许还会化个淡妆。这些只满足了最基本的需求，无法提升清晨的质量，没办法给新的一天敲响那个至关重要的鼓点。归根结底是留给自己的时间太少了。解决的办法是早点儿起床，可能开始几天会觉得很痛苦，但是在连续早起一周之后就会变得相对容易。

只要我们按时早起，就可以避免被失眠所控制，不让它从一大早开始就左右我们的生活。定好起床时间，到点立刻爬起来，这是摆脱失眠对自身"奴役"的第一步。虽然极不情愿，但是这一步带给自己的成就感会非常强烈。

② 收拾床铺

没错，接下来我们要做的就是叠被子。不要忽视这件小事，或者说不要忽视任何一件小事，生活就是用这一件一件简单的小事搭建起来的。叠被子是非常容易完成并做好的一件事情，新的一天从这个简单的任务开始，它的成功会带来动力，暗示自己接下来的一天中可以做好每件事，每一件平常事。

起床，叠起乱糟糟的被褥，在时光的流逝中，一折、两折……身体或许疲惫，动作依然在继续；内心或许焦虑，但充分感受到生命在这样简单的动作中流动。叠好被子，床铺变得整洁，这就是活在当下。

③ 充分运动

为什么我们总认为失眠了就无法过好接下来的一天？主要是因为身体的不适。睡得不好总会让人感觉疲惫，大脑昏沉难受，精神萎靡不振，第一反应是应该在白天补觉。然而，并不是睡得少就一定缺乏体力，真实情况是身体的能量没有被唤醒。唤醒身体能量最好的方法就是运动，适量的运动。运动过程中新陈代谢会加快，心率加快，血液循环加速，人变得清醒且充满活力。就好像少年遇到一个纯美的女孩主动来打招呼，困顿立刻会一扫而空。

之前我们一直强调失眠不会对生活产生严重影响，每个失眠者都应该通过实际行动来验证这个结论。最好的实践起点就是晨练。运动时间不需要太长，20分钟到半个小时即可，强度不需要很大，形式可以多样，跑步、瑜伽、爬山、跳绳等都可以。在这段时间里，我们要充分活动身体，身体的活跃会带来精神上的愉悦，消除紧张和焦虑。运动后冲个澡，整个人会变得精神焕发，充满活力和希望。

很多人担心在疲劳状态下运动身体会受不了，实际情况恰恰相反，每个人的身体都有巨大的潜力，忍受疲劳并努力去运动这个过程并不会伤害健康，反而会使身心变得更加坚韧。已故篮球运动员科比有一套自己的训练方式，他会在每个赛季结束之后的休赛期拼命训练，在其他人休息的时候他反而加大强度训练，这种做法不仅没有伤害健康，反而使科比的身体更加适应高强度的漫长赛季。

④ 反省并计划

走出失眠的过程中，我们一定会不停地犯错。明明知道不应该抱怨，还是满口怨言；明明应该努力工作，却一直在上网查失眠的各种信息……在这样的状态中自我反省变得极为重要，只有看清自己在哪个方面出了问题，才能有的放矢地去努力做得更好。

清晨是反省和计划的最好时机。试着写下前一天不当的言行，考虑接下来的这一天如何去做，但是不要责备自己。可以在纸上或手机上一条条写下来，也可以在脑海里简单地过一下。

昨天在午饭时跟同事说没睡好，这是一种抱怨，今天要避免。

上班时间总是逛贴吧，看各种资料来找安慰。我应该好好工作，今天要努力完成任务。

因为心情不愉快和爱人吵架了，今天如果还有类似情况，我应该尽量忍耐。

昨晚同事约我出去玩，因为害怕失眠而拒绝了。不应该这样做，今天告诉他下次叫上我。

把自己说过的、做过的这些如实写下来，不必描述感受或想法，只是记录自己的所作所为。写完之后，下决心今天做得更好，之后开始新的一天。

⑤ 吃一顿丰盛的早餐

最后，要在早晨补充能量，从容不迫地吃一顿像样的早餐。很多失眠的人刚起床时没食欲，但是当你早起、运动、冲个热水澡之后，一定会胃口大开。早餐是最自由的，想吃点什么就吃点什么，因为有一整天的时间来消化，所以吃得多也不用担心长胖。我家的早餐通常会非常丰盛，水果、奶制品、蛋类、各类面包、煎饼都会有，甚至还吃过意大利面、手抓饭这样重口味的早餐。如果你特别想吃红烧肉，那么早餐做顿红烧肉也没什么不妥。

如果睡得少，可以喝一杯咖啡振奋精神，提高工作和生活质量。不要觉得咖啡都会破坏睡眠，早晨的咖啡会提高日间生活品质，从而促进夜间睡眠。

美味的食物带来幸福感和满足感，刚刚起床的"绝望感"会在这样充满元气的晨间活动中一点点被消解。你会发现：正面的行为完全改变了所谓的心态，这就是行动的力量。

行动：美好的清晨

从清晨开始做出改变，是非常好的开始。明天清晨，就从下面这几点开始做起吧。

按时起床。

运动。

吃丰富的早餐。

计划自己的一天。

积极地生活

试着问自己：为什么会恐惧失眠？归根结底是担心失眠后无法正常生活。那么，解决的方法是什么？——失眠之后，努力过好接下来的一天。

如果我们在失眠之后，依然积极、活跃、健康地度过第二天；如果我们早早起床去运动、吃一顿美味早餐；如果我们努力工作，之后回家陪家人或者和朋友聚会……只要能够过好失眠后的一天，就会逐渐体会到失眠并不会对自己的生活产生影响，我们对失眠的恐惧就会减少甚至消失。所以，真正能够解决失眠问题的，是积极的生活。不论我们付出多少其他的努力，如果没有积极的生活，睡眠就不可能回到正轨。

积极的生活到底是什么？这看起来是个很模糊的概念，每个人的理解也都不同。但是无论怎样理解，都必须转变成具体的行动，如果没有行动，任何"积极"都不能成为走出失眠的助力。总有人会问："我每天很乐观，为什么总是走不出失眠？"也许这种"乐观"是没有产生任何行动的"积极"。

积极的生活由积极的言行组成，吧友"小草"是一名教师，她对"积极生活"这几个字的感悟颇深。

在"睡吧精神"的指导下，我为自己策划了积极健康的生活，学了一直想学又迟迟没开始的钢琴和舞蹈，无论失眠后多晕、多难受，我都按照计划去上课。前面几次课我会头晕、会分心想到失眠，但是不怕，继续去做，分心了拉回来继续学。舞蹈课上没人看出我是失眠者，钢琴老师还夸我悟性高呢，失眠真的对学习影响不大。学习是需要专注的，慢慢地，我的精力和时间都花在自己必须做和喜欢做的事情上，没时间去理睡眠，睡眠也就不知不觉地慢慢好起来了。

我每天早上起来跑步，对意志力是很好的锻炼。跑步时我都听笑话，并且记住里面最好笑的一两个，讲给别人听，把快乐带给身边的人。失眠以前，我端着事业单位的铁饭碗混日子，"睡吧精神"让我明白这是"不对的"，应该做好每件事，善待每个人，因此我认真设计教学活动，很快收获了学生的欢笑和家长的赞赏，这更激励我认真耕耘，不辜负每个孩子！

关于积极生活，我想再说说我的见解。每个人都是自己生活的导演，不是做完该做的事就算积极生活，而应该思索怎样把每件平常事做得更好。比如做饭不要满足于煮熟、能吃，也要学习新菜式，让餐桌丰富多彩。比如带孩子，不要只是不磕碰、吃好睡好，还要多和孩子互动，多给孩子讲故事。与孩子相处要多反思自己的言行：是否在孩子面前任意发泄情绪，是否了解这个阶段孩子的特点并依此进行相应的教育，等等。比如自己的工作，怎样才能有成就感呢？那就是付出，不要埋怨工作枯燥无味，事在人为啊！

哪怕你只是家庭主妇，家就是你施展才华的大舞台：物品收纳管理、家具摆设、子女教育、家庭活动设计等，一个温暖的家就从你手里诞生啦！失眠后，我把家里杂乱无章的阳台进行全面升级改造，种了很多花，摆了铁艺桌凳，现在阳台变成了孩子们喜欢的小天地，我给他们布置了浇水的任务，无意中也培养了孩子热爱自然、热爱生命的品质呢。所以，事无巨细，你就是生活的导演，不要埋怨，行动起来，一切掌握在你的手中。

生活要么死气沉沉，要么热气腾腾，就算失眠，我们也要热气腾腾地生活，无愧于生命中独一无二的每一天！积极地投入生活后，我恢复得很快，失眠了近两个月后认真践行"睡吧精神"，半个月就走出来了。失眠反复的时候以不变应万变：积极生活！然后睡眠这件事就真的不值一提了。

从小草的分享可以看出来，积极生活不是"一件事"，而是"每件事"。但我们完全可以从一件事开始，让自己迈出这一步。对小草来说，这一步就是上舞蹈课，通过上舞蹈课建立了自信，之后的路相对容易很多。

另一个吧友"兔兔"在分享中提到了如何用积极的生活方式来改变睡眠。

我回到自己的小家，每天早起为老公准备早餐，每天变着花样做。看着他开心地吃完，我慢慢觉得自己也是有价值的。每天清扫曾经凌乱的房间，让老公回来感觉家里很温馨。

我经常接爸妈、公婆过来，给他们做饭菜，陪他们打牌，关心同事、领导……日子慢慢地也就没有那么难过了。每天都有收获，虽然时不时地焦虑、抑郁，但我想一切都会过去的。

睡眠慢慢变好也是在不知不觉中发生的，你的生活正常了，你变得更好了，失眠仿佛完成了使命一样告辞了。

积极生活并不是某些特殊的仪式，而是尽自己的努力去做好自己该做的事情，扮演好自己在生活和工作中的角色。吧友"蔡蔡"是个大学生，虽然有不同的生活方式，却遵循类似的轨迹。

当初极度焦虑的我找到睡吧像找到了救命稻草，原来这个世界上有好多和我一样的人，这给了我极大的心理安慰，中间具体怎么回事现在有点忘了，只记得我迈出的第一步就是学会行动了，抛弃堕落的大学生活，重新做人！

我本来是爱心社团的社长，但是因为失眠、焦虑，我在一次开会中表现得特别丢脸，现在想起来都觉得丢脸，后来明白组长说的解决失眠的方法就是利用好白天的时间，我开始用心策划每一项活动。

在课上，我主动揽责讲PPT，每天约室友夜跑，约隔壁同学一起打篮球。我还规划了一件从大一就想干而不敢干的事情……那段时间收获了很多温暖，疏远我的室友因为我的积极又重新拉近了距离，之前我也是个乐观积极的人，所以大家都还愿意继续帮助我、陪伴我。

现在回想那段日子，除了每天充实的活动之外，真的已经记不清睡的是好还是不好了，我似乎已经在忙碌的生活中把自己的关注点从夜晚转移到白天了。

从蔡蔡的分享中我们可以强烈地感受到，积极的言行可以改变生活中的灰暗和消极。不论是失眠、荒废学业，还是和室友疏离，我们都可以通过积极地生活来走出这些困境。

① 解决生活中的实际问题

逃避现实是失眠者的通病。近在眼前的考试、堆积如山的工作、恶化到无药可救的家庭问题……在失眠面前都不再重要。有不少学生来求助，提到自己快要考试了，却因为睡不好而无心上课复习，每天就在上网查如何解决失眠，看西医、中医，吃很多药，只希望在考试之前把失眠赶走，但往往事与愿违。

那么，这时候应该做什么呢？——去复习考试，睡不着的时间也去复习考试，解决眼前面临的最大的问题。许多人的经历都证明，失眠并不会影响考试成绩。吧友"太囧"就是这种情况，她的分享很值得参考。

在那段在家休息、备考的日子里，我按照建议早起，晚上不再为睡眠做各种准备，开始有规律地运动，好好准备考试，还去找心理医生聊过一次。我开始坦然地接受失眠，跟失眠做朋友了。我坚持考完了试，找到一份自己想干的工作，干得非常不错。我融入了新集体，交到了新朋友，也通过了考试。慢慢地能睡一个小时、两个小时、三个小时，逐渐恢复正常了。

不要被心理医生几个字迷惑，让太囧走出失眠的并不是心理医生，而是积极的生活，是去解决生活中需要解决的问题。只要努力去做，努力去解决自己面临的问题，失眠不会对你的前程和幸福产生影响。

② 承担责任

为了让自己睡好觉、休息好，失眠者经常会把自己的责任推给其他人，这在产后妈妈中特别常见。相当多的产后妈妈在生完孩子后生活发生了巨大变化，这种情况下很容易失眠。有些妈妈在失眠之后开始吃安眠药，停止给孩子喂奶，不在夜间照顾孩子，甚至不参与孩子的日常起居，把妈妈的职责推给老一辈，这样做的目的是给自己充分减压，试图让自己睡个好觉。

然而事与愿违，推脱责任的产后妈妈不仅无法得到好的睡眠，反而在失眠的沼泽中越陷越深。如果我们不承担自己的责任，不仅自己的生活会变得消极懒怠，身边的人也会遭受更多痛苦。

当你不做自己的那份工作，其他的同事就需要付出额外的时间去帮你分担。当你在学校无精打采，不去追求学业上的成就，父母为了教育子女所做的很多付出就变得毫无意义，他们的苦心会被辜负。当你把孩子推给老一辈，不仅孩子无法得到母亲的关爱，老一辈还要付出健康代价去做本不属于他们的工作。

每个人都需要承担自己的责任，这是我们存在于这个世界上最基本的意义。可以说，承担责任是积极生活的必需。

③ 与人交流

汤姆·汉克斯主演的《荒岛余生》讲述了主人公查克在荒岛上独自生活了四年的故事。四年的时间里，查克没有任何人可以说话，生存下去的动力是未婚妻的相片，还有一只被他当作朋友的足球。四年后，他义无反顾地选择乘自己做的简陋帆船离开荒岛。即便只有极低的生存概率，他也要选择回归人类社会。人是群居动物，在心理上需要群体的支持才能生存下去，但是失眠者很多时候是游离在群体之外的，为什么会这样呢？

一方面，我们不断抱怨失眠，以自我为中心，处处散发负能量。这会给身边的人带来麻烦，久而久之会被其他人疏远。一个吧友这样描述自己失眠时候的做法："晚上九点半上床，一夜迷迷糊糊翻来覆去，把老公赶去睡沙发，自己霸占着床却睡不着，又觉得醒着很孤单，再跑出去跟他睡沙发，睡不着又把他赶回房间，自己睡沙发……折腾累了，早上睡了两三个小时又不得不爬起来去上班……"这种做法多了，即便是最亲近的人也会疏远你。

另一方面，失眠后生活节奏发生了巨大变化，不再以乐趣和前程为重，而是围绕着床铺做打算。我们不愿意主动和同事讨论如何解决问题，不会和好友坐下来聊聊天，甚至不愿意参加朋友、同学或同事的聚会、娱乐活动，怕这些活动让自己太兴奋。

所以，许多长期失眠者都比较孤僻，和朋友、亲人的联系相对较少，活跃程度低，生活质量也不高，更深地陷入负面的情绪和想法，使得失眠更加严重。

可能很多人没有注意到：我们参与话题、与他人交流的时候，是大脑最活跃的时候。和同事、同学的交流能让我们的工作和学习效率变高，许多困扰会在和他人的讨论中突然得到灵感、找到解决方案，懂得团体协作的人才也因此受重视。

此外，与朋友、亲人之间的接触可以加深彼此的感情，产生强烈的归属感和幸福感。很多移居国外的人在开始的一段时间会强烈地思念家乡，原因是没有社交活动，周围都是陌生人。在他们逐渐开始和外界产生联系，有了越来越多的朋友之后，才会产生归属感，才能真正开始享受生活。

想要积极地生活，交流不可或缺，不论是讨论、谈心、演讲还是争论，都会大幅增加生活的积极和活跃程度。所以，不要再以睡眠问题为借口把自己隔离在群体之外，主动融入集体和社会，这才是走出失眠的重要一步。

④ 培养兴趣

一生很长，不可能只有工作，也不可能只为家人操劳，更不可能每天都无所事事……每个人都需要各种各样的活动来保持身心健康。

吧友"兔兔"这样分享自己的经验：

你可以找到更多的兴趣点。我现在在做好工作的同时，会利用空闲时间学英语、架子鼓，过段时间还想去学习化妆。兴趣多了，也会认识更多的人，了解更多的事，把眼界放开，不局限于自己渺小的痛苦里面。爱好多了，你会慢慢看到自己的活力，更爱自己，就不会去一心讨厌失眠的自己。接纳自己是走出失眠的一大步。

一点没错，兴趣可以直接扩展一个人的世界，产生更多行动、更多交流，提升自身的能力，令人变得更有信心。

但是，失眠的人常常为自己辩解，就像吧友"紫墨"所说：

我白天的所有念头都围绕睡觉这件事，其他什么都不感兴趣。那种绝望可以吞噬任何美好，眼里、心里就只有睡觉这件事。我不想见人，不想出门，不参加任何聚会，就连以前最喜欢的事也不想做了。

这也是很多人问的问题：我根本就对任何有趣的事情都提不起劲头，怎么可能去开展新的兴趣呢？答案很简单：你只需要去做。

先考虑一下自己不失眠的时候喜欢做什么，这个答案就比较简单，比如说你一直想学习画画、想要练习吉他、想要跳舞、想要学摄影……那就去做。报个兴趣班，买上设备，规定自己每天练习的时间，开始去做就是了。即便再没有心情做这些事情，一个人只要有手有脚，都可以开始做起来。只要开始行动起来，积极的言行自然而然会改变心境，让自己渐渐进入良性循环。

⑤ 运动

这个话题特别重要，见本书第六章"最好的'安眠药'"。

⑥ 适度娱乐

曾经有位吧友分享了一段很奇葩的经验，描述了自己睡个好觉的技巧。他回家之后处理完家务就开始玩电子游戏，一直玩到半夜。在玩游戏的过程中他非常紧张和专注，网络游戏需要多人协作，每次玩完游戏脑力消耗巨大，会感觉特别疲惫。他会玩到特别累了才结束，躺下很快就睡着了。这是个比较"坑人"的分享，毕竟这种特殊的做法只能在短时间提升睡眠质量，无法长久提高生活品质。但是从另一方面来讲，比起枯燥的学习和工作，有些娱乐活动能让人投入和专注，让大脑和身体更加活跃。

娱乐是生活不可或缺的一部分。英文里面有句谚语：All work and no play makes Jack a dull boy。缺少娱乐的生活注定缺乏生气，时不时看场电影、玩几局桌游、品尝多样的美食、旅游、唱歌……这些做法有意想不到的积极作用。

让自己变得更加活跃。

彻底放松紧张的身心。

很好地平衡匆忙、紧张的生活。

让身心不局限于某个狭隘的空间和时间，体验更丰富的人生。

娱乐就像是生活中的那一小撮盐，虽然不起眼，却激发出生活的味道。所以在我们的日常计划中，一定要拿出部分时间让自己轻松一下，但是也不要过量，毕竟放了太多盐的菜根本没法吃。

上面列举的只是积极生活的几个方面，深受失眠困扰的人不妨行动起来，拿出纸和笔写下改善自己生活的计划。如果你不知道该如何安排，尝试从上述几个方面入手，把理论转变为行动。

行动：一些细节

- -

这是一个很有挑战的任务，我们需要看清楚自己生活中的方方面面，然后列出需要改变的细节，并且在今后的日子里着手改进。

新冠肺炎疫情期间，我遇到了生活中的麻烦，生活变得比较消极，导致情绪不太稳定，变得消沉、易怒。于是我也列了个表，着手改善自己的生活状态。

先拿出来一段完整的时间，集中精力把《乔装的失眠》剩余章节写完。

把需要买的东西整理成一个清单。

每天联系至少两位亲人或朋友。

想要和家人说的事一定要立刻说出来。

每天的运动时间要超过半个小时。

尽可能少看小视频，可以选择看电影或者剧集。

陪孩子练琴的时候不冲孩子发火。

读完小说《没有女人的男人们》。

可以看到，我这个列表中的事情非常具体，都是一些平时不太满意的细节，并没有多么庞大的计划，只是一些比较容易操作的改进。你的列表也应该详细、具体和务实，我们只需要专注于当前的问题和可行的改变。

失眠，也能做好每件事

大多数人无法走出失眠是因为采取了本末倒置的方法：失眠者总是试图先睡个好觉，再提升自己的生活质量，这样做会有两种结果：

我们把大量精力花在控制睡眠上，导致生活状态越来越差，睡眠越来越糟。

通过某种方式睡好了，却没有处理造成失眠的原因，失眠或早或晚还会再来。

正确的做法是：先行动起来改善自己的生活。但是其中存在一个让许多人迷惑的问题：失眠之后白天头晕、疲惫，大脑像糨糊一样而且情绪烦躁，怎么可能很好地工作和生活呢？

这是个好问题，它意味着我们已经开始考虑如何改善自己白天的状态。想要在失眠的状态下很好地生活，不仅需要努力，还需要正确的方法。

① 从小事开始，走出第一步

再来看看吧友Chole的分享中对"正常生活"的解释。

曾经失眠，整夜整夜睡不着，拼命拍自己的头，抱着自己哭，捶床板……但都无济于事。失眠就像你身体内看不见的恶小孩，每当你闭上眼睛尝试入睡，他就会跑出来，怎么赶都赶不走。有时候，恶小孩还不止一个，脑子里各种声音逼得你无处可逃。

所幸，我走过来了。我们对于失眠的恐惧，其实源于不了解，放大了失眠带给我们的影响。我以前只要失眠，第二天就会请假，强迫自己躺在床上补觉，有时候能睡着，更多的时候是睡不着的。我拒绝所有的会议、聚餐或出游，如果万不得已参加，我就会告诉自己："惨了，失眠了我不可能好好发挥，失眠了我就不能正常工作和生活了，我得睡好了才能恢复正常生活。"

之前有人说过一句话："深夜失眠的人们，就像处在一个看不见、摸不着的黑洞里。你以为身边有各种埋伏，随时会跌入万丈深渊，但其实这些险境都是你幻想出来的，只要战胜内心的恐惧，走出一步，你就会发现什么都没有！"这让我想起初学游泳时，总以为泳池太深，手脚太短，一个不慎就会被淹死。结果一番挣扎后站立在水中，发现水才没过膝盖。是不是觉得自己很可笑？

我先从不请假、不补觉开始。就算头一天晚上只睡了几个小时甚至通宵没合眼，第二天都会按照正常的作息时间起床、吃早餐，然后上班、开会。下班了，有朋友邀约，我还是会赴约，吃美食、聊点儿和失眠无关的话题，总比一个人躲在房间幻想失眠有多可怕强，然后告诉自己："哦，原来失眠了我还是可以上班、聚餐，一点都不影响。"就这样，我迈出了第一步。现在想想，这是很关键的一步。失眠的时候总是很无助，特别想求助他人，此时更应该给自己建立信心——睡眠就是和吃饭、走路一样很稀松平常的事情，你可以搞定。

Chole的心得是"必须走出第一步"，通过这重要的一步证明原来自己在失眠的情况下也可以正常生活，也可以做一些自己以为无法做到的事情，或许感觉不太舒服，却依然可以完成。

吧友Qin的分享更有参考价值，她说到了自己如何一点点地去行动，从简单的开始。

其实也真没必要强迫自己去干什么惊天动地的大事，你只需要慢慢地回到正常的生活轨道即可。我是从带孩子、做家务这些简单的事情做起，然后慢慢地，看书、上网课、写文章、做高考题、爬山……逐渐让自己的生活丰富起来的。

开头会很难，情绪"蹦跶"得太厉害，注意力很难集中，但随着坚持和不断克服，后面就越来越得心应手了。我以前焦虑严重的时候，就会去对着镜子给自己鼓励一番："看吧，你还是你，并未改变，只是陷入了思维的陷阱。会好的，你会走出来的。"其实，很多次快要坚持不下去的时候，我会给自己一些积极暗示，缓解一时的焦虑，当然一切还是要围绕"行动"这一主题展开。

我们可以从一些实际的小事开始，走出第一步。这些小事可以很小，但是一定要非常具体，比如：

周三是同事聚餐时间，我之前都不去，这次一定要参加。

之前因为失眠不跑步了，明天就要出去跑起来。

很久没和朋友聊聊他的境况了，我需要主动问候一下。

之前因为失眠把某件事交给别人做了，现在要拿回来自己做好。

早晨总是想补觉没有吃一顿像样的早饭，明早要做一碗番茄鸡蛋面。

练了很久的吉他因为失眠搁置了，明天花十分钟捡起来。

从这种小事开始，可以很容易付诸行动，来证明失眠之后我们依然能够做好一件事。

②从改善健康状况开始

"小迎"是2013年就在睡吧咨询过失眠问题的老朋友，从一个绝望地掉入失眠深渊的女孩，到现在结婚生子做了妈妈，一路走来她成长了不少。有一天小迎突然说要和我通个电话，从诸多困扰中走出之后，她又遇到了新的难题：产后抑郁。连续经历剖宫产和子宫肌瘤手术，小迎不仅身体非常虚弱，情绪也处于无法控制的状态，非常敏感，容易焦躁，和家人的关系出现了不小的问题，失眠也卷土重来。

我们通电话的时候，她说了自己的许多问题，完全不知道该从哪儿入手。我告诉她：先去改善自己的身体状况。每天运动，健康饮食，多外出活动呼吸新鲜空气。身体状况改善了，精神和情绪也会好转。小迎说这是个不错的主意，一些朋友会劝她不要多想，放轻松，但是这些话一点用处都没有，而改善身体状况的想法可以让她立刻行动起来。

当我们不知道该怎么行动的时候，就从改善自己的身体开始，这一定不会错。

③ 努力完成一件事，但无须强求专注

困扰我们最多的，或许不是睡得少，而是脑袋里不停出现的念头。这些念头让我们很难做好自己该做的事。曾有个吧友找到我的微信，不停地问各种各样关于念头的问题。

组长，我想问问我学习的时候脑子里总有各种灾难化的念头该怎么办？昨天我做听力练习时一直无法集中注意力，听完之后感觉整个人心态就有点崩了。组长，是不是只要每次崩溃的时候都忍耐，次数越来越多，那些念头对我的影响就会越来越小？组长，刚才我脑子里竟然出现了轻生的念头，好害怕，我不知道怎么突然出现了这么可怕的想法，这是第一次。

许多人都有类似的困扰，一方面脑海里存在无数可怕的念头，另一方面又强迫自己集中注意力。这种自己和自己不停斗争的过程几乎把人逼疯。那么，现在我们先来了解两件事。

你不需要赶走自己的念头。

你也不需要专注地做某件事。

我们一定会有非常多的杂念。脑袋里不断出现各种关于睡眠的念头，这很正常，要允许这些念头存在。如果在学习的时候脑袋里的念头一直都存在，那就让它们存在好了，不需要把它们赶走。

这些念头打扰自己做事怎么办？没有关系，知道自己正在做事，继续回到当下所做的事情就可以了。这有点儿像是我们正在专心工作的时候，突然来了个电话。没办法，电话来了也不能挂断，那就去接电话，讲完之后再回来工作。念头就像是这个电话，我们正在好好工作，一个可怕的念头出现，那就让它出现好了，允许自己沉浸在里面片刻，没有关系，过了片刻我们知道自己正在工作，于是给念头说"一会儿再聊，我先工作"，就这样回到工作中。或许在工作的这段时间会有成百上千的念头出现，那也没关系，我们只要不断地回到工作中就好了。努力完成工作，无须强求自己一心一意专注在工作中。

只要我们能不断地回到当下的事情中就足够了。或许你会觉得效率很低，没关系，这只是暂时的，你只要努力去完成，就能越来越好。

④ 给自己留出纠结失眠的时间

工作和学习的时候，失眠的人会有这样的状况：在自习室坐了一上午，脑袋里全是没睡好觉的事，根本看不进去书；工作效率很低，以前一个小时能做完的事情现在半天都做不完，总是想看看失眠的帖子；和宝宝玩的时候一点也不愉快，一直想着晚上睡不着怎么办。

既然总在纠结于失眠，不如索性给自己留出固定的时段去纠结。试着在一段时间内好好工作和学习，之后留出来一小段时间专门考虑睡眠的事。为什么要这样做呢？每个人应该都很熟悉这样的场景：我们正在工作，突然想知道朋友圈里面发生了什么；突然想点开花边新闻看看；突然想逛逛淘宝，看看喜欢的东西有没有打折……

我们在做事情的时候，都会被各种各样的诱惑所打扰。而关于睡眠的种种想法，对失眠者总是具有巨大的诱惑力，他们恨不得每句话、每个动作都和睡眠扯上关系。工作的时候、学习的时候、带孩子的时候、交谈的时候、逛街的时候……随时随地都会有关于睡眠的想法冒出来，随时都会拿出手机去论坛里找找安慰……其实被关于睡眠的想法所打扰和被其他的事情所打扰没有任何区别，我们的应对方式仍然是改善自己的生活和工作方式，去做好自己能做的事情。

这个方法来自经典的"番茄工作法"：每工作25分钟（1个"番茄时间"），休息5分钟；每4个番茄时间后休息15分钟。这种方法可以给懈怠的工作和生活带来很明显的变化，在25分钟的时间内尽可能专心做事，每当关于睡眠的念头浮现，就把自己拉回来，告诉自己一会儿会有时间去考虑这些事情。25分钟后，拿出5分钟时间专门去考虑失眠问题，5分钟过后回到工作中。

这种工作方式只需要一个简单的定时器来辅助。给自己设定一个小的目标：25分钟的投入。把看似漫长的工作和生活时间切割成一个一个的小任务，并在每次任务之后有一点点奖励。25分钟并不是一个固定时间，可以按照自己当前的状况来设定。

不仅仅是工作，生活中的杂事一样可以设立目标。比如打扫卫生时，可以按照不同的房间、不同的功能区设立目标，每个小目标都集中精力完成，并在完成之后奖励自己休息一下、考虑点儿别的事情。当你发现自己被关于失眠的想法频繁打扰，就可用番茄工作法来提高自己的专注度和效率。

希望你也有自己的小技巧来提高工作和生活的效率，只要我们想方设法地解决清醒时间的实际问题，就一定会进步。

没有什么比坚持更重要

在走出失眠的行动中，最不能缺少的要素就是"坚持"——继续做正确的事情。

长跑时，感觉到了体力的瓶颈，这时候不要停，继续跑下去。

上课的时候感觉特别困，忍不住想趴下睡一会儿，这时喝点水、揉揉眼睛，继续听老师讲。

半夜，刚满月的婴儿第五次醒来哭闹，妈妈快要崩溃了，还是爬起来给孩子喂奶。

产品发布之前经历了无数个持续到深夜的加班日，身心很疲惫，但是为了发布还是继续工作。

坚持，是指继续做正确的事情。走出失眠的过程，也是个培养心性的过程，在这个过程中如果缺少了坚持将一无所获。不论是学生、职场员工、运动员还是作家，如果没有对学业、事业的坚持，就不可能获得成就和进步。走出失眠的过程是一场硬仗，我们已经知道了正确的路径并开始行动，此时如果少了坚持，就很可能在"刚刚看到一点曙光"的时候再次跌落失眠的深渊。

① 坚持，才能看到成果

吧友Eliauk加入睡吧后，按照评估结果和咨询意见开始行动，但是在一周之后提出了这样的问题：

来到睡吧后，我努力调整自己的心态和生活，现在白天努力工作，每天散步40分钟，积极陪伴孩子，积极做家务，与同事愉快相处，睡眠也是好一天不好一天，我知道自己还是有些心理问题。我的睡眠问题主要是入睡困难和早醒，对于早醒我现在已经完全接受了，每天都是五点就醒来，就当是生物钟了，但是入睡困难我还接受不了，躺床上就害怕，担心无法入睡。

这也是大部分人会问的问题：为什么我照着指导意见做了却还是睡不着，还是担心害怕呢？是的，在走出失眠的过程中，积极、正确的态度和行动并不一定能立竿见影，这是因为：每个行动都需要时间来发酵！

在我们身边，总有人有类似的经历：

想要减肥，尝试健康饮食、增加运动量，过了一周发现体重变化不大，开始怀疑这种做法到底有没有用。

成绩糟糕，打算好好学习。用心学了几天就遇到模拟考试，成绩根本没进步，于是开始怨天尤人："为什么我用心学了也没进步？"

走出失眠的过程也是一样的。失眠是因为糟糕的身心状态，想要调整好就必须改善生活方式，但是生活方式、身心状态的改变都不是一蹴而就的。我们需要不断地努力，每天都积极地投入到工作、学习中，剩下的交给时间。

②坚持，才能在反反复复中进步

我努力让自己顺应生活，并赋予充分的热情，整体状态好了很多。但偶尔一次两次彻夜难眠还是让我沮丧不已，我知道自己还没有完全恢复。希望看到这个帖子的过来人能帮帮我。

我开始调整日间的生活，尽量让自己乐观、积极，并保持运动。一个月内，睡眠逐渐从两小时恢复到八小时。由于疫情影响，一月底停止外出运动，在家做些健身操、看看视频、睡睡懒觉。二月初，皮肤病复发，非常痒，晚上睡不好，加上我有疑病症，终于失眠复发。

这样的求助在睡吧非常频繁，几乎每天都有——无论做得多么好，失眠还是会再来。其实，反反复复是走出失眠的过程中必然要经历的，渡过难关的唯一方法就是坚持。

从孩童时期开始，但凡是稍有难度的技能，其学习掌握的过程就不会从头到尾只有进步，很多时候都是"进两步退一步"，在进进退退中不断向前。走出失眠的过程中，我们的状态也一定会反反复复。很多人都会发现，调整生活方式之后，精神面貌和睡眠很快就得到改善，然而没好几天就又被打回"原形"，重坠低谷，不禁陷入"放弃，还是坚持"的纠结。这个时候，如果能够克制抱怨和懈怠，坚持下去不放弃，就会迈上一个新的台阶。退一步只是在积蓄力量，也是磨炼心性的好机会，只要坚持下去就会柳暗花明。

③ 每个人都可以坚持下来

在睡吧，有几百名得到帮助并走出失眠的吧友分享了自己的经历，他们性格、年龄、个性和职业各异，相同的是，通过行动和坚持，他们都成功摆脱了失眠。

就算失眠再痛苦，我也没有停止工作，没有停止社交。有一天，下班和同事约着去看电影、吃火锅，《复仇者联盟3：无限战争》的英雄们一打架，我就全身紧绷，心区绞痛，吃火锅也是如坐针毡……即使这么焦虑，我依然坚持参与社会活动。

——电风扇耳机

我觉得不能再每天围着失眠转圈了，于是把天天都看的豆瓣卸载了；试着不与家人朋友谈论失眠的话题；一旦意识到自己在想失眠的事情，就马上把自己拉回到正在做的事情上去，防止自己"卷入"。一开始很难，但是只要一天天地坚持跨过失眠这个障碍，后来你"跨"得有经验了，障碍就越来越少了。直到有一天你意识到自己已经很久没有被失眠这件事影响了，真正开始重新步入生活了。

——阿悠

我选择了每天晚上九点跑步，只要不刮风下雨，就绕学校操场跑30分钟，大约四千米。一开始跑不下来，我就动员室友一起跑，于是整个宿舍都爱上了跑步。跑的时候不会很快，慢慢体会运动的乐趣。

——simple

我失眠的时候会头痛，但是该做的事情一定会坚持做，用心地投入生活，还报名当了志愿者，给留守儿童上课。发这篇文章并不代表我完全告别失眠了，有时候还是会睡不着，但庆幸的是我从未因为睡眠问题放弃生活，虽然很难，但我还是过来了呀。我没有吃过安眠药，失眠不是病，所以你们也不要认为自己有病。

——墨迹

对失眠者来说，像正常人那样生活、不去想失眠、只管做好自己要做的事是很难的。这是为什么？因为失眠者内心焦虑，整个白天都在担心晚上会失眠，因此而心慌、心悸、精神不振，脑子里满是失眠的负面影响，而且担心自己现在的做法是不利的，感到很无助，有时候担心得连饭都吃不下……

面对这些想法和情绪，你要"忍下来"，别去反抗。就是别理会它们，只把手头的事情做好——吃饭的时候就认真吃饭，看电视的时候就专心看电视，开会的时候就好好听。与失眠相关的任何想法来了，都不要与其纠缠，坚持这样做，你会发现自己变得不同了。

——爱de小米兔

身体的健康是一天一天储备出来的，年轻的时候就要懂得珍惜，并坚持行动，就像一台机器，平时注重维护总比出了毛病再修理要强得多。可我们在身体无恙时往往肆意"挥霍"，等到一点点被掏空之后才开始重视健康，却再难恢复如前。健康还需要一颗豁达的心，正是因为不够坦然、不够淡定、不够包容、不够接纳，我才跌进了失眠的陷阱，还走了很多很多冤枉路。

——天涯何处

你的失眠日志

很多关于失眠的著作都提到了记"睡眠日志"，认为通过记录夜晚的睡眠状况能够让自己对睡眠更加了解并加以改进，这种做法在失眠者中流传甚广。那么，睡眠日志真的能够帮助我们走出失眠吗？有位吧友发了帖子，并不是来求助，只是记录自己的睡眠情况，标题是"失眠一周记录，我真的很努力了"。

我是女生，一个把睡眠看得很重的女生。在我眼里，睡眠好了心情才会好，皮肤才会好，一切才好！我对睡眠条件要求很苛刻，不能有光，不能有一点儿声音，所幸睡眠质量一直还算可以！突然间，就在上周，我开始失眠了。

第一天，抱着被子翻来覆去，整晚处于半梦半醒的状态，也不知道自己究竟睡没睡，早上起来很疲惫。

第二天，大概早上9:00睡了，中午1:37醒来后再也没睡着，想请假又觉得不合适，纠结了几个小时，最终还是请了假，但依旧没睡着。

第三天，竟然睡得很好，差不多十个小时。

第四天，凌晨3:00了，还是很清醒。以前一吃就睡的褪黑素，现在吃完几个小时一点效果都没有。起身再喝两包感冒药，以前一喝就睡的感冒冲剂，这次也一点儿效果都没有，始终很清醒。心态有点崩了，在床上跺脚抓狂。我感到这样不是办法，就努力让自己安静下来，终于大概5:00的时候迷迷糊糊睡着了；8:00起来，状态很清醒。

第五天，也是差不多5:00才睡。逛了贴吧，努力缓解焦虑，开始反省为什么会失眠——我白天吃了什么？喝了什么？是什么引起了失眠？虽然每天都很想请假在家补觉，可是如果真的没了工作，我可能会更睡不着。

第六天，在贴吧看到一句话："不要焦虑，以前干吗现在还干吗！"以前我喜欢睡前喝酒，于是睡前喝了两杯红酒，竟然睡得非常好！

第七天，也就是今天，晚上11:30放下平板电脑，做好入睡准备。不知道过了多久，看了下表，3:00了，还是睡不着。心跳有点儿快，身上微微出汗，有点着急。打开风扇，努力让自己冷静下来。不知道又过了多久，再看表已经是5:31。我想："如果等到6:30还睡不着，我就起来烤面包吧。"结果真的彻夜无眠，6:30我准备起来烤面包、洗澡，眼皮有点沉但睡不着，一夜无眠后出乎意料地平静，没有焦虑，很好。打算等下去备点安眠药，担心这样下去心态会崩！

这位吧友记录了七天的睡眠情况，这种记录的意义在哪儿呢？通常我们写日记是为了反省之前的所作所为，并督促自己做得更好。那么睡眠日志能起到这个作用吗？

反省。我们通过日记回顾过去，检视自身言行及其后果，做出主观的判断。但是通过睡眠日志能够检视和反省什么呢？正如前面提到的，夜间的睡眠状态是一个"结果"而非"原因"，对夜间睡眠状态的观察并不能帮助我们找到失眠的原因，反省更无从谈起。

督促。通过日记的记录和反省，我们的目的是督促自己在第二天做出主动的调整。可是，睡眠日志关注的是夜晚，而睡眠主动权的重点是白天的生活是否充实，无论夜晚来临时多么雄心勃勃地宣示"昨天没睡好，今天要全力以赴睡个好觉"，都无助于睡眠，甚至会适得其反，所以睡眠日志的督促功能也瞄错了靶子。

所以，我们不需要记录自己的睡眠情况，也不应该记录自己关于睡眠的想法、情绪，因为这些都只是症状而不是根源，真正应该记录、反省、督促的，是你每一天的日常活动。

阅读本书的过程中，你一定会有很多想法："哦，原来是这样。我不需要做……我应该做……"这就是反省的过程，行动的念头也一个一个地跳出来。把这些行动计划稍作整理，就有了一个详细的清单，比如下面这个行动清单。

有了这个清单，就有了日记的轮廓。很多人觉得日记没什么可写的而且耽误时间，如果有这个清单，只要根据每天的生活计划简单调整，完成的打✓，没做到的打✗，就是非常简明扼要的日记了。坚持这样做下来，就是在每天反省和督促自己，也就是在真正地发现和处理失眠的原因。

日志清单

	第1天	第2天	第3天	……	第30天
按时起床	✓	✓	✗	……	✓
晨练半小时	✗	✓	✗	……	✓
吃一顿不太凑合的早餐	✓	✓	✓	……	✓
努力完成一天的工作	✓	✓	✓	……	✓
不向同事抱怨	✗	✓	✓	……	✓
工作的时候多交流	✗	✗	✓	……	✓
不和家人抱怨失眠的事	✗	✗	✗	……	✓
做更多家务	✗	✓	✓	……	✓
画画半小时	✗	✗	✓	……	✓
阅读20分钟	✓	✓	✓	……	✓
晚饭后和家人出门散步	✓	✓	✓	……	✓
写下这一天里值得感激的三件事	✗	✗	✓	……	✗

　　当我们发现自己需要新的行动，或者有些已经养成了的习惯不需要再记录，就可以试着修改这个列表，让它更符合当前的状况。这就是我们的"失眠日志"。这个日志记录的并不是睡眠，而是每一天的生活状况，是第二天需要做出的改变。只有这种聚焦于白天的计划和记录，才是对夜间睡眠真正有益的。

———

那些

焦虑和

恐惧

———

在这一章，我们提到焦虑、恐惧这些词的时候，不只讨论这些负面情绪，也讨论相关的想法，因为在绝大多数时候想法和情绪是同时存在的，是自身当前状态的两种孪生反应形式。

　　有时候看到失眠者的自述，感觉非常沉重和绝望，那些哭诉、求助似乎来自世界末日。吧友"一颗橙子"记录了自己的经历。

　　最近压力过大，有一天晚上失眠了，胃溃疡也跟着犯了，胃部的抽搐引发全身痉挛。连续两天两夜没合眼，我决定回老家向爸妈求助。离开了杭州的紧张生活，整个星期我都没有失眠，睡得很好。

　　可是回到杭州的第二天晚上我又失眠了。之前的生活压力没有消除，现在又多了个失眠的压力，想到这些就更加紧张无助。又是两天两夜没睡之后，我打电话给妈妈，妈妈就来陪我了。我们在宾馆住了一周，妈妈每天晚上来杭州陪我熬着，第二天早起回老家上班。那时候坐高铁往返于老家和杭州最快也要五六个小时，我对妈妈的心疼和愧疚无法用言语表达。

　　那一周我都没怎么去学校，晚上也还是最多睡两三个小时。只要一闭眼，脑海中就有抗拒睡眠的声音。白天头疼，全身难受，对即将到来的夜晚的恐惧时不时地席卷而来，焦虑到看到一棵草都会失声痛哭。我觉得自己已经丧失了睡眠的能力，怕永远也睡不了，连"困"这个字都不敢说，怕它会控制我、摧毁我！

　　大部分失眠者即使在睡眠状况好转了之后，依然被焦虑和恐惧所纠缠。很多人都奇怪：为什么我的睡眠已经恢复了，还是会有那么多糟糕的想法呢？为什么我已经睡好了，还是会抑郁和焦虑呢？如果我们还在这样抱怨，就说明自己并没有真正走出失眠。告别失眠，不只意味着不被"睡不好"困扰，还意味着不再与负面想法、负面情绪纠缠。

　　在与失眠的鏖战中，负面的想法和情绪仿佛天堑——因为内心极度焦虑难过，我们往往知道什么是对的却无论如何都做不到。在失眠的日子里，无论如何都想和别人聊聊心中的苦闷；时不时打开睡吧看看文章寻求安慰；坐在办公桌前每时每刻都想着补个觉，无法进入工作……我们希望能如常地生活，但做不到。这些是很正常的现象，此时我们的功课就是"如何应对自己的想法和情绪"。

　　现在，让我们揭开这些负面感受的面纱，彻底了解它们并掌握应对的方法。

想法和情绪的真相

　　十几年前的一天夜晚，我走在回家的路上，那是个秋天，不冷不热；这条穿过校园的小路十分静谧，两旁的植物郁郁葱葱，路灯既柔和又明亮……现在回想起来，那是一幅充满愉悦和幸福感的画面。但彼时我正处于长期失眠中，内心苦涩，感到人生道路昏暗无比，唯有快快老去才是出路。心里总在祈祷：给我一盏阿拉丁神灯吧，我不需要三个愿望，只要一个——可以睡好觉。

那是我的第三次长期失眠，内心的绝望和麻木同时到达极限，别说是眼前美丽的林间小路，就算是刚刚起步的事业、天长地久的感情、誓要追寻的理想也统统抛诸脑后，无暇顾及。简单来说，就是被失眠后的负面感受所淹没，无法享受当下的生活。

下面这些事情是否发生在你的身上？

根本没心思吃饭，任何食物都变得没滋味，一点都提不起胃口，更不关心饮食是否营养与可口，就像失恋之后的茶不思饭不进。

还有不少工作，但提不起精神去做。打开电脑就不由自主地去查"失眠怎么办"。

一家人其乐融融，但是失眠带来的焦虑使自己每天都感觉很痛苦，心思都不在家人身上，无法享受天伦之乐。

和好朋友聚餐，心思却完全没在大家的话题上，每时每刻都在想着：什么时候能回家，早点回去可以早点睡，今晚不知道能不能睡着……

吧友"早安寄梦人"在分享中仔细描述了类似的经历。

生活的每一天、每一小时、每一分钟乃至每一秒钟都很艰难，每时每刻都在与自己"斗争"。稍不留神就会发现自己已经赖在椅子上完全不想动。做事极容易分神，常常是手头上做着事，心思却早已不在。

只有亲身经历之后才能体会：失眠之后情绪极其低沉和沮丧，注意力无法留在当下，对美好的事物失去了兴趣，对该做的事情失去了力量和勇气，放弃了自己的责任，原本正常的生活被失眠拖进了深渊……失眠并没有改变外在的环境、人和事，我们的心境却如冰窖一般，完全隔绝于当下的美好。

其实，不仅仅是失眠带来的情绪，任何情绪都可能带来类似的错觉：心情愉快的时候，感觉整个地球都在围绕自己转，什么事情都可以做到；悲伤、绝望的时候，感觉人生完全没有出路，一片昏暗。

试着回忆那些糟糕的想法和情绪，继续我们的探索。下面的这些想法是不是每时每刻都盘旋在你的脑袋里？

我已经好几天彻夜不眠了，身体快扛不住了。

今晚会不会继续失眠，今晚再睡不好怎么办？

如果我一辈子就这样失眠下去该怎么办，活着还有什么意义？

两个小时过去了，我还没睡着，明天该怎么办啊？

到底什么时候才能好起来？

我什么时候才能回到从前那样的睡眠？

类似的想法还有很多，大致可以分成两类：关于过去、关于未来。现在我们就来区分一下。

我已经好几天彻夜不眠了，身体快扛不住了。（回忆过去）

今晚会不会继续失眠，今晚再睡不好怎么办？（担忧未来）

如果我一辈子就这样失眠下去该怎么办，活着还有什么意义？（担忧未来）

两个小时过去了，我还没睡着，明天该怎么办啊？（担忧未来）

到底什么时候才能好起来？（担忧未来）

我什么时候才能回到从前那样的睡眠？（回忆过去）

注意到了吗，这些想法要么是回忆过去的痛苦经历，要么是对未来的担忧或期待，但都与此时此刻发生的事情毫无关系，因此这些想法和随之而来的情绪都是"假象"。再来看看关于失眠的负面情绪，用分析自身想法的方式去分析它们。

焦虑。焦虑是多种情绪的综合，通常表现为坐立不安、紧张、心跳加速，等等。失眠者的焦虑指的是睡眠问题引发的焦虑——回忆起之前失眠的经历，又预感到接下来的夜晚还是睡不着，就会感到难以忍受的紧张、沮丧……这些情绪来自对过去的回忆和对未来的担忧。

恐惧。我们预感到让自己痛苦的事情（失眠）会再次发生，反复不断地发生，不知道什么时候才能结束，因此感到害怕。

担忧。对未来可能发生的事情有负面的预期，由此引发忧虑。这些预期（或者想象）有的基于经验，有的来自他人和媒体。比如，不少失眠者会通过百度检索到一些观点，这些观点把失眠形容得极为可怕，于是他们更加担心自己会睡不着，失眠也因为这种担心而更加严重了，真的成了长期的失眠。

强迫。有不少失眠者都自称有不同程度的"强迫症"，有人晚上总感觉有尿意，担心起夜打断睡眠，所以睡前一趟一趟地跑厕所；有人总担心自己因为睡眠问题而生病，于是不停地跑医院。这些行为实际上都基于内心的负面想象，一样来自过去的经验和对未来的预期。

自卑。自卑的情绪看似与失眠关联不大，实际上却是很多失眠者共有的困扰。稍作分析就可以发现，自卑无非是认为有些事情自己过去没有做到，将来还是无法做到。这种情绪也是远离当下的，和其他的情绪一样是一种"幻觉"。

不安全感。当我们认为自己会"失去"，就会产生不安全的感受。很多失眠者深陷于不安全感中，认为自己在将来还会不断"失去睡眠"，这显然是对未来的想象。

用同样的视角，我们可以继续分析很多描述情绪的词汇。常常挂在嘴边的"抑郁"，用来形容不同程度的"低沉""麻木""无力"，来自"负面情绪+负面想法"的长期循环叠加，也一样是深陷于过去的痛苦经验和对未来的消极预期。

看到负面想法和负面情绪的本质，也就看到了失眠者的模式：沉浸于过去和未来，完全抛弃了当下的生活。当你看清这个事实，也就迎来了一个好消息：我们认为会伤害自己的东西，有些已经过去了，有些并未到来；它们和当下的生活全然无关。

这些情绪和想法都是假象、幻觉，不可能对我们造成直接的伤害。失眠者忌惮头脑里的种种想法、心里的种种焦虑和恐慌，认为这些东西不断蚕食生活、消磨心智、损害健康。读到这里你应该明白，这些想法和情绪让人烦恼，但它们不会让我们生病，不会损伤大脑，更不会直接导致死亡，我们可以试着只是看到它们的存在，同时继续自己的生活。

这些假象和想象，放大了睡眠不足对身体的影响。实际上，失眠后身体的疲劳并不会让人无法正常生活和工作，就像孩子们在充气城堡里翻滚了一天还嚷着要继续玩一样，我们在身体疲惫的状况下一样能够完成大部分该做的事情。真正让失眠者无法正常生活的，是头脑里不断纠缠的想法和情绪，这些过去和未来就像拖车一样把我们从当下的生活中拖走。

看清了这样的真相，我们就抓住了问题的关键。

不做情绪的奴隶

有一天，吧友"丹丹"通过微信联络我。之前，她曾来睡吧进行评估和咨询，成功走出失眠，并获得了正确有效的睡眠认知。这次求助的时候，她刚刚失恋。

丹丹："组长你好，我现在得了一种'病'——这场恋爱让我发现自己极度缺乏安全感。我又开始失眠了，有什么好的办法吗？"

我："之前走出失眠是怎么做到的，现在就怎么做。"（这里我意在引导她回顾之前的咨询经历）

丹丹："极度缺乏安全感，这个病如何治？我还在发抖，害怕别人离开。"

我："和应对失眠是一样的，之前怎么做，现在就怎么做。"

丹丹："极度缺乏安全感也是这样'治'吗？我害怕别人离开我，是去治疗缺乏安全感，还是去治疗失眠？"

我："失眠之后的负面情绪和缺乏安全感是类似的，都是在回忆过去和担忧未来。所以你需要做的和之前一样：忍耐，不要抱怨，积极地生活。"（见她完全不理会我的话，就多说了一些，其实这些在之前的咨询中已经非常详细地讨论过）

丹丹："有相关知识吗？我现在因为这个又开始失眠了，心被掏空了一样，无法正常生活。每天围着这个男的转，琢磨他的心思。我该怎么办呢，组长？求助！"（她完全忽略我们的交谈内容）

我整理了睡吧关于情绪和生活的文章发给她，再次强调：这两种负面情绪看似迥异，应对的逻辑却是一样的。之后我们又讨论了一些行动细节，决定暂时不再和男朋友对话，因为这种情绪状态下的交流对双方都没有好处。我鼓励她通过运动来缓解情绪，做好这一天该做的事。可是没过几个小时，她又回来了。

丹丹："有专门针对缺乏安全感的文章吗？组长有吗？"

丹丹："我被甩了，自卑了，如何走出来？"

我："忍耐，不要抱怨，暂时不要和他交流这些事情。回到生活中，把自己的工作和生活处理好。请看好前面这几句话，如果再背离这些意见，咱们就暂停交流。"

丹丹："害怕，我害怕。救救我，帮我指条路。帮帮我，我没心了，心空了。"

我们的对话成了她单方面的倾诉，不论我提供多么具体的意见，她都不会照做；每过一段时间，她就会重复自己的问题，我也不得不重复回答。整个过程中，我不断提醒她不要抱怨，然而她会在几分钟之后继续抱怨。因为陷入极端的情绪中，丹丹根本无法控制自己的言行，更无法理智思考，她被自己的情绪奴役了。我把这段对话记录下来发给丹丹，希望她看到后能够有所觉察和反省。然而，她看完之后又说了一遍："那组长你教教我该怎么做。"我只能暂时沉默。

在新冠肺炎疫情期间，睡吧的咨询者激增，吧友"秋夜"也来求助。做了睡眠评估后，我给出了详细的咨询意见，也包括行动指导，但他依然把评估结果发到了睡吧，希望得到大家的帮助。

求助组长和组里的朋友，我该怎么办？每天晚上睡跟没睡一样，浅眠一两个小时后就睁眼到天亮，丧失"睡眠感"。第二天头痛、头重、头紧、耳鸣，精神萎靡，对什么都没兴趣，想到晚上睡觉就感到恐惧。我该怎么办？请组长帮帮我！

这些话表明，他并没有读懂评估结果，或者根本就没有看。

我给他回复："你的失眠问题很典型，主要是因为生活节奏改变，突然过于清闲。如果你没有耐心完整阅读评估结果，请至少阅读下面的文章……"（之后给出了文章的地址）

他回复给我："组长你好，可以为我解答一下吗？我就是觉得自己明明不为疫情感到焦虑了，为什么还是失眠……现在就是感觉丧失了'睡眠感'，白天晚上都没有瞌睡的感觉，午睡也没有。现在的我，害怕晚上回家睡觉，请问我该怎样克服？"

秋夜和丹丹有非常类似的表现——被自己的情绪左右，无法接受任何外来的信息。被情绪控制有多种表现，如果下面这些现象发生在你身上，那就要当心了，情绪正在阻碍你走出失眠的困境。

无法理智地思考。不论其他人提供怎样的帮助，自己都完全无法接受。心变得僵硬，完全无法吸收任何养分。

无法有效地行动。知道自己该怎么做，但就是做不到。特别典型的就是，知道自己不应该抱怨，却依然不停地抱怨。

一心只想着自己。认为自己特别悲惨，一门心思要解决自己的问题，不理会同事、亲戚、朋友的现状和困难。

试图立刻消除某些情绪。相当多的失眠者都希望能立刻消除对失眠的焦虑、恐惧和种种想法。只要我们试图消除它们，就难免围着它们转，做出种种针对性的行为，从而使得这些想法和情绪变本加厉。

这些做法，可以被归纳为"跟随"和"对抗"两大类。我们想一想奴隶是怎么对待奴隶主的？没错，要么跟随，要么对抗。我们跟着情绪走，会被情绪带入无法自拔的循环；对抗情绪，会增加自己的执念，最终都会使得这些想法和情绪不断放大。

吧友"长颈鹿动物园"对这些想法和情绪看得很清楚：

每个人都有说不出口的意识和想法，有时自己都难免吓一跳："我怎么会有这种想法？这和我本人的个性、原则完全不同啊！"如果过多地陷入"赶走错误意识"的行动中，就会发现意识是赶不走的。失眠的人就像给自己套上了"金箍"，时刻担心紧箍咒响起。无论何时何地，只要意识里闪过"失眠"两个字就如临大敌，拼命想把这个想法"踢走"。但是大脑偏偏反着来，越想让什么东西消失，它就越在脑子里轰鸣盘旋，甚至生根发芽。

请不要成为情绪的奴隶，否则就很难走出失眠。在睡吧咨询过的上万名失眠者中，有相当一部分人得到咨询意见后很难理解和执行，最重要的原因就是他们被情绪控制，无法理智地思考，更别说行动了。

但是无须慌张，即便被情绪控制，我们也可以找到摆脱的方法。

面对，忍耐，接纳，放下

摆脱负面情绪并不是一个瞬间发生的变化，而是不断努力的过程。这有点像高考，"考上大学"这个目标并不是通过高考那几天实现的，而是通过年复一年的学习。很多人都在问："大家都说要放下，可是我没法放下自己的恐惧啊？每天都害怕得要命。"其实，"放下"只是个结果，是最终的目标，为此我们必须一步一步地走过漫长、曲折的路程。

① 面对（允许情绪存在）

第一步是面对自己的负面情绪。在这之前，我们要么逃避要么抗拒，想方设法消除自己的恐惧和焦虑，非但不能如愿，反而越陷越深。

我们是人，必然会有情绪。在漫长一生中的每一刻，我们总能体会到快乐、幸福、痛苦、酸涩、振奋、麻木、无聊、平静等情绪。不管你是否喜欢，是否接纳，每种情绪都是多姿多彩、苦乐参半的生活的一部分，都有其存在的价值。

我们都见过哭泣的孩子，有的家长很怕孩子哭，想方设法地让孩子停止哭泣：有时候是拿出孩子爱吃的糖果，有时候是愤怒地命令孩子不要哭。不断地被糖果诱惑的孩子，往往更加爱哭，因为他领悟到哭泣是得到糖果的好办法；被责骂制止哭泣的孩子，会压抑内心的情绪，与父母产生隔阂，甚至变得更加情绪化。

其实，我们的负面情绪有点儿像哭泣的孩子。哭是表达情绪的一种方式，我们可能暂时不理解，但不要因此而制止，只需要温柔地沟通和安慰；负面情绪是我们身心需求的表达，并不是洪水猛兽，不必千方百计地消除它，只需要允许它存在，温柔、理性地看待它。哭泣的孩子需要抱持、陪伴、安慰；负面情绪让我们感到慌乱、焦虑和排斥，这个时候只需要深吸一口气，平静下来陪伴自己经历当下的情绪，轻轻地安慰："没事的，它们只是我的一部分。"

不必试图观察更多或者感受更多，也不要尝试更多的动作。有些人能够以观察者的视角觉察自身情绪，但大部分人一开始的时候做不到，此时多余的举措可能让自己更迷惑，所以我们的做法非常简单：

知道情绪在那里，告诉自己："没事的。"

一旦你开始面对情绪，就会发现它们并没有那么可怕。很多人会被情绪相关的各种神经症吓坏，如抑郁症、焦虑症等，这些可怕的名词其实只是症状的概括，是长期的负面情绪积累而致的身心异常。当我们开始觉察这些情绪并允许它们存在，反而会较少受到它们的影响。

② 忍耐（继续做当下该做的事情）

既然我们要和情绪共存，就必须通过实际行动来支持这个决定。本书之前的章节不断强调行动的重要性，没有行动支持的结论和理念都是纸老虎。那么我们决定了要面对情绪，究竟需要用什么样的行动来支持自己呢？

该做什么做什么，继续做自己该做的、想做的事。

有人提出异议："情绪来的时候，自己根本控制不了自己，没法继续做该做的事情啊！"事实上，情绪的爆发是暂时的，就像天上乌云的来去。乌云飘过时会下雨，我们撑着伞就可以在雨中前行，过一阵子乌云就会消散。情绪来的时候只需要暂时忍耐，度过这一阵猛烈的冲击，之后再回到该做的事情上。吧友"一点不奇怪"建议我们不要试图操控情绪。

情绪就像个"难搞"的小孩子，你越是去管他、阻止他、在意他，他就闹得越凶；如果你暂时不理他，他闹一会儿也就不闹了。事实上，情绪发自大脑中较为原始的部分，是很难操控的，你越控制，它的反应就越猛烈。但情绪的自然发展是遵循山形曲线的，如果你不去管它，它达到峰值之后会自然下降，越极端的情绪消失得也越快。

小孩子的情绪通常来得快去得也快，刚刚摔倒了大哭，五分钟后说不定又玩得开开心心，就是因为小孩子不会试图控制自己的情绪。

道理说了很多，具体该怎么做呢？在这里列举一些典型的场景，每个人都可以在情绪来临的时候练习类似的做法。

在工作的时候感觉非常焦虑。不要尝试摆脱焦虑，让它存在。忍耐这些焦虑，站起来活动一下身体，深呼吸，笑一笑，把自己拉回来继续手头的工作。

正在自习室，感觉特别痛苦，很想哭，甚至哭了出来。这时候要允许这种痛苦存在，走出自习室透透气。忍耐，不要向任何人抱怨，等情绪的冲击过去之后，重新回到自习室里投入学习。

打算去运动，但是内心纠结于失眠带来的疲劳感，很想继续躺在床上。这时候给自己鼓鼓劲，穿上鞋，推开门出去运动。

正在照顾新生儿，内心极为焦虑，想把孩子推给父母自己去床上躺着。忍耐，告诉自己这些突如其来的情绪不会伤害自己，稍作调整，继续照顾孩子，试着换一种更加积极的方式。

这些场景中共同的对策是忍耐，把自己拉回当下。这些想法和情绪都是很正常的现象，这时候不要跟随，不要对抗，继续自己当下的生活。

在上座部佛教经典《相应部》中，有一篇很有名的《渡越瀑流经》。

一时，世尊住在沙瓦提城揭德林给孤独园。当时，在深夜，有位容色殊胜的天人照亮了整个揭德林，来到世尊之处。来到之后，礼敬世尊，然后站在一边。站在一边的那位天人对世尊这样说：

"贤友，你是如何渡越瀑流的呢？"

"朋友，我不停留、不挣扎，渡越瀑流。"

"贤友，那么你是如何不停留、不挣扎，渡越瀑流的呢？"

"朋友，当我停留的时候，我下沉；朋友，当我挣扎的时候，我被卷走。朋友，我不停留、不挣扎，渡越瀑流。"

这里面的世尊就是佛陀，天人并非仙人，可以看作一个知识渊博者。他提出的问题是："你是如何渡越瀑流的呢？"这里说的瀑流，并不是瀑布湍急的水流，而是指对人生有负面影响的欲望或观念、情绪。在这里我们用"情绪"这个词来做替换，把这段对话重新整理一下。

"您如何走出情绪的瀑布？"

"我不停留、不挣扎，走出情绪的瀑布。"

"您是如何不停留、不挣扎，走出情绪的瀑布呢？"

"当我停留的时候，我陷入情绪中无法自拔；当我挣扎的时候，我被情绪带走无法回来。所以我不停留、不挣扎，走出情绪的瀑布。"

世尊的做法和本书前文告诉大家的做法是相同的。

不要停留，不要跟随，继续当下该做的事。

不要挣扎，不要对抗，在情绪的冲击下忍耐，不要为消除情绪做任何事情。

还是那句话，我们可能无法在每次负面情绪袭来的时候都做到忍耐，只要努力去做就好。我们每天可能都被大大小小的焦虑、恐惧、担忧打扰上百次，第一天能忍耐一两次，第二天有四五次在情绪来袭时继续做该做的事情，如此这般地练习，也许一两个月之后，负面情绪对我们的影响已经微乎其微，我们的心性随之更加坚韧、强大。

③ 接纳（期望的成果）

在睡吧，很多新吧友会问："到底应该怎样'接受'失眠，怎样'接纳'情绪？"我们来看一看吧友"小P"的求助。

我是从去年10月份生病期间开始焦虑失眠的，开始的时候还以为睡不着是因为感冒。到了12月焦虑爆发，哭、手麻、反胃，彻夜不眠。今年1月来"睡吧"，看了精华帖启发很大，开始有意识地让白天的生活更积极，尽量学着乐观向上，保持运动。睡眠就逐渐从两小时恢复到八小时，用了不到一个月。

由于疫情影响，1月底开始没怎么规律运动，在家做些健身操，看看视频，睡睡懒觉就过了一天又一天。2月初皮肤病复发，非常痒，晚上睡不好，加上我有疑病症，终于失眠复发。大约一周前，有个晚上彻夜未眠，第二天我调整心态，提醒自己曾经有过走出失眠的经验，不用害怕，后来每个晚上都能睡五六个小时。直到昨天，我妈错戴了用过的口罩，我知道之后担心、焦虑，晚上又彻夜不眠。

我现在很困惑，像现在这样发生点儿什么事就会担心失眠，那我以后岂不是没法摆脱焦虑了吗？我害怕焦虑带来的反胃、手麻、心慌的感觉，我看过《神经症的自救》这本书，知道这是因为紧张导致肾上腺素分泌，但我怎么都无法"接受"这种状态。到底怎样去接受？我一直没有服用药物，我和我的家人都很反对使用药物，觉得一旦吃药就肯定戒不了！请教各位前辈：怎样走出这个反复的怪圈？我现在都搞不清楚自己是担心睡眠还是担心焦虑复发，我该怎么办？家里人说，该说的道理都说完了，我是明知故犯、自讨苦吃，不想再和我讨论这个话题了，我真的很痛苦！

其实，所谓"接纳自身的想法""接纳情绪"，都不只是一个动作，不是"坐下"，不是"躺下"，不是某个技巧，不是深呼吸，也不是冥想……"接纳"是我们通过长期的练习想要达到的一种状态。接纳自己的负面想法和情绪并不是让情绪消失，而是在有许多负面想法、情绪存在的同时，让自己不被打扰。通往这种状态的道路，是日复一日的训练，训练的内容就是上一节一直在说的"忍耐，回归当下"。

这个过程有点儿像耳鸣患者应对耳鸣的过程。有相当一部分耳鸣患者的症状都是心理因素相关的，较难医治。刚刚开始出现耳鸣现象的时候，随时随地都被耳朵里的噪声打扰，根本没法正常作息。但是一段时间之后，耳鸣症状成了生活的一部分，它的存在不再打扰自己的生活，睡眠也恢复正常。这就是我们所说的接纳。

虽然失眠，虽然感到焦虑，虽然脑海里盘旋着关于失眠的种种想法，但我们依然可以继续自己的学业，继续做好分内的工作，继续做个好妈妈，继续给家人准备一顿美味的晚餐……这就是接纳。接纳不仅仅是内心的接纳，更是言行上的接纳；内心的焦虑、恐惧依然存在，但不再影响正常的生活。

④ 放下（远方的目的地）

多年以前，我从失眠状态中恢复，睡眠变得正常。当时感到困扰的是：即便眼下睡眠正常了，还是会特别担心失眠再犯。尤其是在入睡前，突然想起以往失眠的状态，心里就特别害怕，往往一个激灵变得清醒，再也难以入睡。很多失眠者都有类似的经历，都在问："为什么我已经不失眠了，却还是不停地担心、不停地想呢？"显然，这是还没有放下失眠以及失眠带来的负面情绪。

如今我写下这段文字的时候，正是新冠肺炎疫情时期，我每天都在家里工作，打开网页满目是疫情新闻，扑面而来全部是负面消息。还好我所在的地区可以出门，我每天至少外出运动半个小时，即便是这样，闭塞的生活也让人越来越不舒服。有一天夜里我梦到病毒，凌晨3:00惊醒，脑袋里缠绕着各种病毒信息，这一夜毫无悬念地失眠了。但一夜失眠并没有勾起我的相关回忆，也没有产生一丝一毫的担忧。第二天多喝了一杯咖啡，仅此而已。夜晚入睡时，我也会想起曾经失眠，但是内心不再升起恐惧和忧虑。

　　从被情绪所困扰到放下负面情绪，这是个漫长的过程。这个过程不仅仅需要自身的行动，需要我们在每次失眠和负面情绪来袭时能够忍耐并做好当下该做的事，还需要时间。我们的一言一行会在时间的作用下逐渐发酵，最终彻底改变自己的身心。这有点儿像发面，不仅仅要在面团里揉进酵母，还需要等待；在适当的温度下，经过适当的时长，就会得到一个特性完全不同的面团。其实，现实中的很多事情都是这样的过程，比如学习，需要日复一日地记忆、理解、应用，让大脑彻底消化新知识，才能通过考试或者开始新的阶段。因此，想要达到最终的目的——彻底放下失眠带来的恐惧和担忧——我们需要在反反复复中坚持正确的言行。

　　面对情绪不再逃避、对抗，允许情绪存在。

　　觉察自身情绪，并回到当下该做的事情上。

　　每次情绪到来时，都能忍耐并回到正常的生活中。逐渐地，情绪对生活的影响越来越少。

　　随着自己努力，随着时间的推移，最终我们彻底放下，内心不再升起对失眠的焦虑和恐惧。

这个过程需要付出努力、耐心和坚持。不过无须畏惧，这不是赌上性命的危险任务，不是一步走错就万劫不复，我们有的是机会去尝试，一次、两次、一百次、一万次……一天、两天、一个星期、一个月、一年……只要一点一点地努力，总能达到目标。

行动：该做的事情

"接纳"和"放下"只是结果，我们应该专注于通过"面对""忍耐"来达到这样的结果。做到这些并不容易，行动的重点是不断地"回到当下该做的事"。

有事可做。

努力做好该做的事。

在一天结束的时候反省，其重点并不是盘点自己忍耐了多少负面情绪，而是盘点自己有没有做好该做的事。

寻找积极的对策

走出失眠是一个非常煎熬的过程，往往伴随着身体和内心的极度不舒服。但是这种不舒服并不是一直存在，而是一阵阵地出现。我们要做的并不是消除自身的不舒服，而是将它们管理在可控的范围内，不至于让自己因为无法忍受这种不舒服而做出一些不该做的事。

在吧友Ling的咨询过程中，她往往是很顺利地行动几天，得到不错的进展，又突然因为情绪的爆发而跑回来向我抱怨。"我的心都要跳出来了"，这句话她在两周之内说了三遍。这种时候，我们需要一些方法来调整情绪。如果你出现下面的情况，就需要转换行为方式，尝试通过正面的言行来缓解内心的冲突，重新投入生活和工作。

读了半小时书，却一个字都没看进去，脑袋里面像放电影一样不停地想失眠的种种。

一个人坐在那里感觉要崩溃了，心都要跳出来，一定要找个人说一说。

早晨起来头痛难忍，昏昏沉沉，感觉根本没法出门上班。

夜里躺在床上极度焦虑，越来越恐惧，想把家里人叫起来陪陪自己。

在类似上述自己无法控制的情境中，不是每次都要迎难而上，更多的时候需要"暂避锋芒"。因为在身心陷入负面漩涡中无法自拔的时候，是很难理智地回到当下该做的事情上的，此时不妨找找对策，用正面的、适合自己的做法来度过这段艰难的情绪波动，稍作缓解之后再回到该做的事情上来。我们看看在实际生活中该如何管理这种糟糕的身心状态。

朋友的孩子有轻微自闭症，有些时候会因为噪声或环境干扰而陷入极度不安的状态。通过各种尝试，他们找到一个方法：在孩子开始陷入不安状态时，给他一本书，告诉他去读书。渐渐地，这个孩子只要看书就可以平复下来，恢复正常。现在这个孩子已经20多岁，读的书比常人多很多，还拿到了博士学位。这种方法让他把情绪问题转化为正面的行动，避免了对自身的伤害，甚至成为成长的助力。

对待失眠相关的负面情绪和想法也可以用类似的方法，在忍受情绪冲击的时候，通过积极的行动让自己度过这段时间。有位编辑朋友告诉我，她学钢琴很长时间了，但是每次都在几个月之后就渐渐放弃。有一段时间失眠，她睡不着就爬起来练琴，每天有了大量的练习时间，在很短的时间内钢琴水平大幅提高。而且专注弹琴时内心平静许多，睡得反而更好了。

有位吧友讲了朋友的故事：这个女生在高二时几乎一整年都在失眠。怎么办呢？她的做法是，只要睡不着就背单词。最终她背完了整本牛津词典，词汇量暴增，失眠也好了，现在在美国常春藤学校读研究生。

我本人在一次失眠期间工作效率很低，当时办公室里人不多，有好几个空置的会议室，每当内心不平静、头脑昏沉的时候，我就随便找个会议室进去冥想，观呼吸20分钟就会感觉神清气爽，再回到工作中效率也会提高。有相当一部分吧友会在特别焦虑的时候出门运动，这是个普遍适用的办法。跑步、爬山、打球、游泳……充分运动之后，整个人就会焕然一新，再继续做自己该做的事情。

这些方法和对策的目的都是在情绪难以忍受的时候避免冲动和消极的行为，将负面情绪转化为正面行动，之后再回到正常的生活和工作中。

行动：找到对策

找到自己的对策。建立自己的"积极行动库"，当负面情绪来袭，自己被打扰而无法正常做事的时候，从"积极行动库"中选择一种行动，可以是运动、唱歌、画画、做饭、写日记、听音乐……用这些积极的行动，让自己安然度过情绪困扰的阶段，并通过这些强健身心或增强技能的方法，把负面情绪转化为人生的营养。

同情和关爱他人

改善情绪的最好方式，其实是关心和帮助他人。只有放弃自私、自我的生活方式，我们的内心才能得到深刻的转变。当我们只是想着自己的时候，心灵会变得狭隘。这种狭隘的心灵，总是放大那些看似糟糕的事情，带来恐惧、不安和无法抑制的痛苦。然而，当我们开始同情和关爱他人，心灵会变得宽广开放，自己的问题会显得微不足道，感受也会焕然一新。

觉察和反省，看看自己从内心和行动上是如何对待自己的父母、家人、朋友和身边的其他人的。实际生活中，深陷失眠的人总是把注意力放在自身的痛苦上，或多或少会给关心他的人带来烦恼，这不能不说是自私的行为。相反，如果我们从这个角度有所觉察，转而通过自己的言行去主动关爱他人，自身的焦虑和痛苦也会变得微不足道。

很多吧友私信问我怎么走出失眠，这是个很大的话题，可以从认知疗法一直聊到活在当下，但对我而言，在睡吧服务吧友的这些经历，才是我彻底走出失眠的关键。

一开始的时候，在睡吧帮助失眠者对我而言是有些负担的。尤其是最初的几个月，每天讨论的话题难免让我想起之前可怕的失眠经历，甚至时不时地直接导致失眠。然而随着时间的推移，发生了神奇的变化——在不断向失眠者阐释那些理念的过程中，我自己对失眠的畏惧一点一点地消失了。

很多失眠者都有类似的经验：时不时地，突然想起失眠时痛苦的辗转反侧，一阵紧张感猛烈袭来，紧跟着便是"再次失眠"的预感，也许就真的失眠了。其实我也一样，即便有了正常的睡眠，还是时常会被这些可怕的回忆所打扰，它们就像战场上遗留下来的地雷，不小心踩到就会再次受伤。

对我而言，从这种恐惧中解脱出来的有效方法，就是去帮助别的失眠者。每个失眠的人都愿意诉说自己的痛苦，我每天看到他们的痛苦、困惑和求助，不断地回复帖子告诉大家该怎样去做，并在这个过程中不断地化解自己心底对失眠的恐惧。之前，这些恐惧和焦虑全都集中于自身，而在感受他人处境、帮助他人的过程中，我自己的那些压力很快就变得微不足道。把心思都集中在自己身上的时候，我的心像一个小池塘，那些痛苦如巨石般狠狠砸来，把池塘搅了个昏天黑地；帮助其他人的时候，我的心从小池塘变成了宽广的湖泊，相形之下痛苦就显得渺小，只能在湖面上泛起少许涟漪。

其他走出失眠的失眠者也有类似的经历，吧友"璇子"说：

失眠之前我好吃懒做，经常跟父母和老公吵架，霸道自私，连辞职都是通过吵架的方式。这些冲突的积累给我带来很多不利影响，孩子出生后更是不知如何应对，我自己还像个孩子一样需要别人让着我呢，如今却要挑起照顾孩子的担子，于是我一下子陷入了失眠！我必须改变，于是信了佛教。佛说父母是自己的菩萨，必须对父母好、不顶撞父母……我想起曾经对妈妈说过的那些话，瞬间泪如雨下。而我又是我崽崽的守护菩萨，要照顾他、保护他，努力让他更快乐。从此我开始做饭、做家务、给爸妈买礼物、感恩父母。我爱爸爸妈妈，从心里感恩他们，自己的心态就好了很多。慢慢学会带孩子的种种技能，我又平和了不少。

Ukino是睡吧的管理员，年复一年地在网上为大家服务，她分享道：

大家经常问到被呼噜声打扰这个问题，其实我想说，我们做人呢不要太自私，多去考虑考虑别人，你就不容易困在角落出不来了。以前的我也听不得呼噜声，每次睡在身旁的爱人打呼噜我就踹他，甚至规定他必须等我睡着了再睡，他经常困得不行了还得扇自己一巴掌。看看我，是个多么自私自利的人啊！

现在为什么没问题了呢？不是我老公不打呼噜了，也不是他呼噜声变小了，而是我改变了。他打呼噜的时候，我把呼噜声当作美妙的音乐，平静地欣赏。他是你的爱人啊，为什么会对你的爱人产生憎恨心呢？你知道此时此刻你的爱人睡得很香，你应该真心为他感到高兴，而不是只想着他的呼噜声吵到了自己。当一个人心胸开阔、多为他人考虑、努力说好每句话、努力做好每件事、善待每个人时，他的心智就会得到提升，身心就会更健康，变得越来越温和、善良、大度。

既然同情和关爱他人能带来巨大的转变，我们就要行动起来。

停止给他人带来烦恼。关爱他人的第一步不是主动去做些什么，而是停止制造烦恼。有的人失眠的时候会闹得鸡犬不宁，多少女生半夜把老公揪起来陪自己；多少人每天向父母哭诉，使他们担心不已；多少人失眠后不管不顾，把自己的责任丢给家人，让他们承担太多……所以，关爱他人的第一步就是不要把自己失眠的痛苦过多地呈现给身边的人，以免增加他们的烦恼。忍耐，一如既往地做好自己该做的事，这是对身边人最大的关爱。

主动询问他人的近况。把注意力从自己的痛苦上移开确实很难，但是只要去做，事情就会变得容易。每天发微信问问朋友的近况，给父母打个电话问候，和同事吃饭的时候多聊聊对方关心的话题……这些事情都不难，每天做一点点，自己的心会变得更加柔软。

为他人提供帮助。在睡吧能看到千人千面，有人得到帮助之后非常感激，重视他人的建议，付诸行动并懂得回馈，捐助睡吧或者分享经验。也有很多人得到建议和帮助后视而不见，不但毫无行动和回馈，还理所当然地继续抱怨、哭诉、索求和质疑。这些行为不断地局限心灵，让人越来越难以忍受失眠带来的痛苦。我们应该尽可能多地给他人提供帮助，而不是一味索取。可以尝试更多志愿活动，给身边的人提供更多便利，或者只是欣赏街头艺人的表演并捐赠一元钱……帮助他人就是在帮助自己。许多吧友的反馈都指向一个共同的经验：同情和关爱身边的人，是走出失眠和自身痛苦最有效的做法。

近年来，哈佛大学公开课《积极心理学》影响广泛，指导人们通过调整行为来重塑内心。吧友"小E姐"也分享了瑞典心理医生用积极心理学的方法引导来访者改善生活、走出失眠和抑郁的经验（见本书"如果你……"一章"如果你是产后妈妈"一节）。积极心理学着力于个人的言行，其中一个重要内容是感恩，建议大家每天都感恩五件事情。

感恩孩子健康活泼。

感恩自己和家人平安无事。

感恩享用了美味的食物。

感恩有谋生的工作。

感恩朋友帮助自己。

当然，这个列表不是固定的，有的人还没有组建家庭，自然也无从感恩孩子的健康，但每个人的生活都是苦乐参半的，再怎么痛苦也有还过得去的事情，现在的拥有亦值得感恩。就算真的一无所有，总可以感恩生命的存在。那么这些感恩到底对失眠者有什么样的好处呢？

感恩让我们看到自己的拥有。

不少吧友都会说：我的生活很不错，公公婆婆对我好，和老公的感情好，事业也顺利，但是失眠让我觉得世界极其灰暗，一切都没有意义！当你有类似的想法和感受时，正是应该练习感恩的时候。我们一直以为自己拥有的一切都是理所应当的，缺少了一点点就无法接受，练习感恩能让我们意识到自己除了睡眠还拥有很多，内心的焦虑也会慢慢地转化为感激和幸福。

我的邻居一家有宗教信仰，每次吃饭前要手拉手一起感谢主赐予的美味食物，这种很简单的仪式让大家认识到食物来之不易，饭菜变得格外可口。佛教中也强调感恩，修习慈悲心。这些感恩的目的都在于发现和我们相关的一切，意识到自己拥有的很多，不要执着于失去的那一小部分。吧友"烟圈圈酒泡泡"在分享中提到感恩之心的重要性。

我特别想感谢妈妈、老公还有潘老师（相伴学佛的同事）对我的帮助。特别是我妈妈，在我失眠这几天一直陪在我身边，连睡觉也陪着。她不敢上厕所，不敢熟睡，怕打呼噜吵到我。我睡好了，她却浑身酸痛，那是因为她整晚都强迫自己不要睡着啊！父母对孩子的心，永远都是这样，即便你病了，暴躁、讨人厌，他们也不会放弃你。所以要感恩，感恩父母给你生命，感恩他们那么爱你。如果懂得感恩、有孝心，心的能量就大，不容易生气，不容易恐惧，拥有更多的柔和、愉悦和放松。

　　感恩并没有固定的模式，每个人都有自己的方式。有人发现，每天用几分钟把自己要感恩的事物写下来或者说出来，是很不错的方式。把内心的感恩、感谢说出来，做出来，很多事情就变得不一样了。

　　我也有自己感恩的列表，表里的第一名是：失眠。忍受了长达十几年的失眠之后，最让我感激的居然是失眠。如果没有失眠，我可能不会去学习瑜伽、冥想；如果没有失眠，我没法像现在这样了解自己，彻底接受自身的一切好与不好；如果没有失眠，我可能不会接触到佛法，了解到生命至理；如果没有失眠，我就不会创建睡吧，不能让这么多的失眠者从中受益……

　　每个失眠者首先要感激的，或许就是令自己痛苦万分的失眠。

行动：感恩的事

　　每天结束时，列出自己想要感恩的人或事。比如我今天需要感恩的事情是：

感恩有人免费制作了*Alphablocks*这套节目，让孩子学习发音变得容易。

感恩连日的阴雨终于结束，太阳出来了。

感恩平静的一天，让我能够专心地修订书稿。

活在当下

在睡吧创建初期，"活在当下"这个词频繁出现，所强调的意思是：只有活在当下才能正确应对负面情绪，走出失眠。可是，这个意见很难做到"令行禁止"，或者说操作性没有那么好，甚至让大家产生了很多误解，有的人完全搞不懂什么是"活在当下"。

其实，"活在当下"并不是什么了不起的"终极状态"，用不着日复一日地修行、冥想；它不是"把今天当作生命中的最后一天"，及时行乐；它不要求轰轰烈烈、忙忙碌碌地榨取生命中的每一个呼吸；它不是说走就走的旅行，不是海誓山盟的爱恋，不是抛弃一切、义无反顾地创业……

活在当下并不要求我们刻意做某些事情或者刻意不做某些事情，而是做好每件平常事，经历生命中每次平凡的、痛苦的、快乐的感受。任何人都可以做到活在当下，在任何状态下都可以活在当下，在任何情景中都可以活在当下。无论我们繁忙还是清闲，痛苦还是喜悦，面对困境还是无忧无虑……都可以做到活在当下。

活在当下不是一件事，而是每件事。

活在当下不是一个感受，而是每个感受。

处于痛苦漩涡中的失眠者往往没有活在当下，这是因为：

我们纠结于失眠，放弃了该做的平常事，任由自己被失眠"拽着走"，活在对过去的回忆和对未来的担忧中。

我们试图逃避或摆脱失眠带来的痛苦感受，而不是让自己经历本就属于这一刻的不舒适。

下面这些做法就是活在当下，每个人都可以做到：

写工作文档的时候突然想到失眠，感觉很焦虑，特别想上网查一查失眠该怎么办。这时候，尝试觉察自己的焦虑状态，看到让自己焦虑的事件和想法，允许自己经历焦虑，并继续写工作文档。

和朋友聊天的时候，特别想抱怨昨晚没睡好，让大家安慰安慰自己。这时候，尝试忍耐并允许内心的焦躁和抑郁存在，继续聊大家正在聊的话题。

计划带宝宝出去散步，想起昨晚没睡够，感觉疲劳，很想在沙发上窝着不动弹。这时候，尝试承受疲劳的感觉，按照计划带孩子出门散步。

已经坚持了一周早起，但昨晚只睡了两个小时，早晨实在不想爬起来跑步。这时候，忍耐内心和身体的不舒适，按时起床、跑步。

这些就是活在当下的具体做法，体现在生活中的每件小事中。做到这些并不容易，因为我们早已习惯被关于过去和未来的想法、感受拖着走。那么现在就要站稳了，允许这些感受存在，同时努力去做好当下的、手头的事情，当然这个过程需要付出很多努力。我的导师说过，他想要的学生不需要成绩多么好，但是要坐得住。多年之后我才慢慢体会到，"坐得住"就是抵御各种诱惑和烦恼，好好做自己的事情，这绝非易事。

有个故事讲佛陀和他的弟子，大概是这样的：

一天，佛陀和他的弟子们讨论。

佛陀问："有谁说一说，我们应该怎样度过自己的一生？"

一个弟子说："把今天当作自己生命中的最后一天，这样去生活。"

佛陀摇了摇头。

另一个弟子说："把这顿饭当作自己生命中的最后一顿饭，这样去生活。"

佛陀摇了摇头。

又一个弟子说："把这个呼吸当作最后一个呼吸，这样去生活。"

佛陀点头说是。

记得那些"网红"问题吗：如果只有一个月的生命，你会怎样做？可能会放弃现在的工作，去旅行，放肆地活着，不再顾及其他。如果只有一天的生命，你会怎样做？可能会陪伴家人和最亲密的朋友，吃顿美味的晚餐。如果只有一小时的生命，你会怎样做？可能会立刻联系自己的父母、爱人和孩子，表达自己对他们的爱和留恋……很可惜，这些都不算是活在当下。

如果只有一个呼吸瞬间的生命，要怎样去做呢？我们别无选择，不论是在吃饭、运动、谈话、工作还是读书，不论正在经历兴奋、喜悦还是烦恼、痛苦、焦虑，我们能做的只是接受正在经历着的感受，做手头这件平常或不平常的事，因为这是我们唯一的一个呼吸。

最好的

"安眠药"

第二次长期失眠期间，我开始练习瑜伽，练习效果很"神奇"，伴我走出那一次长达两年的失眠。其实当时的生活状态并不差，只是需要再加一把力，瑜伽恰好就成了那个助力。从那时候起，我尝到了运动的甜头。过程虽然艰难，但是运动之后的放松和宁静、长期运动带来的身体的正面反馈，都让人感觉努力没有白费，非常满足。

那之后的一段时间，虽然暂时没有失眠，我又遭遇了严重的颈椎问题，理疗、按摩没有效果，无奈之下开始尝试跑步。耐力糟糕透顶的我，咬牙坚持每天慢跑，几周之后颈椎的不适真的改善了很多！跑步几个月之后，我的身体状态大幅度提升，精神面貌也焕然一新。跑步非常枯燥，对我来说却比其他运动都容易坚持，从跑两公里就累瘫，慢慢跑到三公里、四公里、五公里……现在跑七公里也不费劲。在这样一点一滴的距离和速度的突破中，对身体能力和意志力的自信也在悄悄积累。打从坚持跑步起，我再也没有长期失眠过。

就像瑜伽、就像跑步，生活中任何积极的想法和行动都是改善身心的营养，任何好习惯都会慢慢发酵并帮助自己一步步走出失眠和其他困境。在这一章，我们会介绍一些强健身心的方法和资源。

特效药：运动

大多数人都认为运动的目的就是强身健体，就像工作的目的是赚钱，吃饭的目的是填饱肚子。但实际上，身心一体，运动既能健身也能提升心智。当我们身体健康且充满活力，内心也会有相对积极的状态表现。

很多人在睡吧里问："怎样才能让自己的内心变得强大？"

我的回答："不停地训练它。"

当你的内心充满焦虑、恐惧，什么都不想做的时候，继续努力做好该做的事，内心就会变得坚强一点，而运动就是一个很好的选择。拿跑步来说，当我们感觉身体很累、不想继续的时候，坚持一次次地摆臂和迈出脚步，根据个体能力稍微放慢速度或者调整呼吸，一段时间过后就会进入新阶段——疲惫感大为缓解，身体更加平稳有力，耐力得以提升，内心也会更加坚韧。坚持运动、发现和拓展身体能力的过程，也是培育心智的过程。

不要小看运动的功效：

直接促进让人愉悦的化学物质的分泌，缓解焦虑、紧张和绝望情绪。

增加身体能量，让工作和生活的效率更高。

增强自信心和自我控制力。

提升生命质量，实现健康和长寿。

减少痛苦和身体障碍。

都市化的生活中，大多数人日常久坐、缺乏户外活动，身体上的症状（包括失眠）和这种不健康的生活方式紧密相关，在这种情况下，培养运动习惯就变得更加重要。运动不仅能长期改善睡眠和生活质量，短期内也能给失眠者带来积极的改变。

① 运动的"药效"：缓解负面情绪

慢性失眠的朋友大多体验过或者正在体验焦虑、紧张、恐惧或绝望，笼罩在这些负面情绪下的人更加脆弱和敏感，越害怕失眠越难以入睡，总是纠结于两个终极"拷问"：

能不能睡着？

能不能不再焦虑？

本书前面的章节已经分析过，睡不睡得着对生活的影响其实并没有那么大，但"（认为自己）睡眠不足"这个想法带来的强烈负面情绪却让很多人无法正常生活和工作，而运动恰好可以有效应对这个问题。长时间的有氧运动会促进多巴胺的分泌，产生愉悦的感受，即刻缓解紧张和焦虑。所以当负面情绪排山倒海地袭来时，与其抱怨、泄愤，倒不如换上跑鞋出门慢跑几公里。

需要注意的是，要感受到愉悦的运动效果，需要有足够的时长、足够的有氧消耗。有吧友提到自己每天运动半小时却没看到什么效果，我就好奇地问她怎么运动，她说是在跑步机上走路半小时；我问她出汗吗，她回答不出汗。这种时间不长、费力不多的运动往往效果不明显。我们需要付出一定程度的努力，让自己心率提升、出汗、感觉疲劳并有所克服，慢慢突破，才能得到放松、愉悦的感受并获得身心成长。许多吧友都分享过通过运动缓解焦虑的经历。

运动让人快乐、兴奋，忘记很多不好的事。我厚着脸皮跟着大妈们跳广场舞，因为是最年轻的一个，刚开始还有点害羞，现在每晚都跟着跳。

——萍萍

　　每次慢跑后都心情舒畅。通过网络了解到，有氧运动会促进一种内啡肽的分泌，这种物质与抗抑郁药物的成分很相似。这样坚持了一段时间后，体质有所增强，人也更阳光了，遇事不再动不动就生气。

——天涯何处

　　我学会了游泳。不得不说，游泳真的是很好的运动方式，在水里的时候体会到了久违的放松。

——伊妹

　　② 运动的"药效"：增加身体能量

　　疲劳感困扰着每个失眠者。这里说的"疲劳感"是一种感觉，在大多数时候不完全是真实的身体情况。失眠之后，身体真实的能量状况被嘈杂的想法和感受所遮蔽，只有懈怠和困倦挥之不去。失眠后，我们肌肉紧张、内心僵硬，必然会感到极为疲劳，这时候稍微激烈的有氧运动最能唤醒我们的身体和精神能量，让自己更好地投入到生活和工作中去。大家都知道运动员在比赛之前必须热身，这种热身能唤醒身体、增加活力、充分发挥运动水平。失眠之后，我们可以借助有氧运动带来的"热身"效应，让自己从糟糕的状态中解脱出来，以更好的身心状态应对生活。

　　吧友"小E姐"在产后失眠的分享中提到：

　　我重新开始了瑜伽课，每周三次，上最难的阿斯汤加瑜伽、力量瑜伽。即使照顾孩子累到不想动，也强迫自己去上瑜伽课。只要进了教室，一堂课下来总能大汗淋漓、身心愉悦。

失眠的人应该尝试在早晨和傍晚增加运动量。清晨可以做一些强度较大、时间较短的运动，迅速提升心肺水平，这会保证一整天的工作和学习效率。傍晚是失眠者最困乏的时间，这时可以进行时间稍长的有氧运动，比如慢跑、瑜伽，让自己在家庭生活中的面貌焕然一新。

③ 运动的"药效"：增强行动力

相当多的长期失眠者，即便明白了应该积极改善白天的生活质量的道理，也还是无法从失眠中走出，其中最重要原因是：缺乏行动力。

如果不能付出实际行动去改善白天的生活质量，睡眠状况就不会发生根本的改善。运动可以成为这一系列改善的第一步，借由运动来发现和发掘自身的潜力，认识到自己可以做出主动的变化。或许我们的改善清单有100项，那不妨把运动放在第一项，迈出第一步并坚持下来，自身的行动力和自信心会发生巨大的变化，从而能坚定地走完接下来的99步，最终让生活和睡眠发生质变。吧友"佩佩"在改善睡眠的行动中把运动放到了第一步。

我开始有规律地运动了，每周至少有四天运动一小时，还和同学一起报了健身班。建议自制力差、有点懒又想有所改变的吧友可以约朋友一起运动，互相监督、提醒。我的运动包括瑜伽和肚皮舞，每次练完都觉得心情舒畅，完全忘记失眠这回事儿了。刚开始锻炼的时候，还是会睡不好，但是运动的感觉真的很美妙，出一身汗更是爽啊！并且我也开始好好学习，真正沉下心研究论文了。

吧友"烟圈圈酒泡泡"通过运动发现：很多事情只有去"做"才能"做到"。

不要认为运动只是为了治疗失眠。你应该告诉自己，我是在用运动、用快乐来调节身体，补偿身体因为没有充足睡眠而损失的那一点点，我是为了身体好。可以选择瑜伽，也可以选择广场舞，你到广场上看一看，大妈大叔们在那个年纪还活得那么有劲，他们好多都有高血压啊、腿脚问题啊，但还是开心地享受每一刻。去锻炼吧，去流汗吧！不要把失眠当成多么大不了的事，你照样可以健康地生活！过正常的生活，你正在做的事情不就是过正常的生活吗！你去做了，就会发现，你真的在"做到"。

④ 运动的"药效"：改善生活节奏

在某段长期失眠的日子里，我希望每天都一模一样，不要发生出乎意料的事情，不要在晚上突然被叫去聚餐或者玩，不要有什么挑战突然降临……可以时不时休息一下，不用特别费劲儿地使用身体，也不用努力思考应对突发的状况，如果找个词来形容那段时间的状态，恐怕就是"行尸走肉"吧。

一天的活动中，需要节奏的调整和变化；人的身体和内心也需要在动静之间不断切换，就如万物在四季的更替中生长。然而长期失眠的人，其生活特点往往是不活跃、不积极，缺乏变化。实验发现：人在体温偏低的状态下容易得到较好的睡眠。那怎样才能获得较低的体温呢？首先我们必须增加活动量，让身体在一段时间内非常活跃，活跃时间段的体温会保持在比较高的水平，结束活动之后的两三个小时，体温会降到低点。也就是说，我们必须在清醒时间提升工作和生活节奏，让体温升高，才能在夜间睡觉时达到较低体温：活动好＝睡眠好。所以我们的生活节奏应该是这样的：

上午密集工作、学习之后，午饭时间休息和放松。

下午继续工作、学习，傍晚时放松下来。

一整天活跃的生活之后，夜晚通过长时间睡眠来恢复。

任何安眠药都无法与运动的效果相提并论，因为安眠药不可能改善我们的生活和工作。正常的生活节奏下，白天应该通过工作、学习、家务、运动或娱乐让自己处于活跃的状态，这也保证了夜晚可以有正常的睡眠。失眠者的每个白天都死气沉沉，每个夜晚都难以深眠，生活缺乏节奏。解决这个问题的方式之一就是运动，它帮助我们迅速活跃起来，并在整个白天保持良好的行动状态，推动生活节奏的良性变化。生活节奏良性了，好的睡眠就会自然到来。

让运动成为习惯

① 坚持

运动之前要下定决心：一旦开始，必须坚持。这一点极为重要，因为只有当运动成为日常习惯，才能有效地改善生活状态，才会对睡眠产生正面影响。如果运动了几天，就觉得"毫无效果"而放弃，这样的做法无法强健心智，只会徒增挫败感。

之前我们说到，培育心智就是在一定程度上忍耐身心的不舒适，即使受到负面情绪和想法的困扰，也坚持去做该做的、对自己有益的事。相反地，如果半途而废，放弃积极的言行，受制于负面情绪和想法，睡眠就会变得更糟，无法获得心智的成长。

失眠者都会反反复复地经历无数个难以入眠的夜晚。有人听说运动能改善睡眠，立刻开始跑步，在刚开始的两天能睡着了（主要是心理安慰作用），感到欣喜异常；几天之后又失眠了，于是觉得跑步没用，放弃运动……这是大多数失眠者尝试运动的最终结果。

想通过运动改善睡眠质量，就必须要坚持下去，直到运动成为生活必不可少的部分，身心状态提升，生活质量提高，睡眠问题自然改善。所以，如果我们决心开始运动，就要设定一个相对现实的、能够坚持下去的目标：可能是每天瑜伽30分钟，或每天至少走一万步，或一周去健身房三次，等等。一开始，运动目标很容易被各种各样的事情影响而中断，没关系，这是很正常的，不必自责或气馁，在坚持的前提下灵活安排运动的时间和方式，哪怕只能挤出15分钟，见缝插针地做几个简单的瑜伽体式或者跳绳、拉伸、俯卧撑，也是很好的。我们的目标就是让运动成为生活的一部分，就像吃饭、工作、学习一样……每天早起我们不仅要考虑今天吃什么、去什么地方、做哪些工作等，同样也要安排这一天在什么时间进行什么运动。一般来说，如果坚持一个月每天都运动，就初步形成了运动习惯；如果坚持两个月，运动就可以成为生活的一部分。

我本人有过长期失眠的经历，也有长期运动的经验。早些年，运动常常受各种事情的影响而中断，所幸有失眠，通过瑜伽的助力走出失眠之后，我又陷入过几次或长或短的睡眠困扰，每次失眠都在提醒我生活出问题了，我也听从它的提醒重新捡起瑜伽和慢跑。这两项运动最终能成为长期的习惯嵌入我的生活，多少要感谢失眠。还记得前面所说的吗？失眠就像警钟，在我们懈怠、颓废的时候响起，借助失眠，我们可以让自己变得更好。

②枯燥不算什么

某天和朋友聊天，他说自己运动太少，需要加量。我问他之前不是在跑步吗，他说膝盖受不了，就不跑了；我说你可以游泳啊，他说游泳太枯燥了，很无聊……

我们都希望充分利用时间，做尽可能多的事：工作、享受美食、看电影、聊微信、刷新闻，等等。每时每刻都在追逐自己想要的东西，金钱、成就、关系、感官的刺激……尽量不让自己停下来。这是因为，停下来难免陷入"无聊"，人们大多对这种枯燥、无聊的状态非常排斥，即便在工作、吃饭、和家人在一起的时候，也要打开网页、拿起手机，让自己"忙碌"一点。久而久之，我们无法专心地做一件事情，工作的时候不专心工作，吃饭的时候不专心吃饭，睡觉的时候也无法安心睡觉。为逃避枯燥、无聊的感受，我们无法享受当下的时光，这是每个人都需要解决的问题。

如前文所述，慢性失眠的根源之一，就是失眠者被失眠带来的负面情绪、想法所裹挟和控制，甚至是失眠者在"精心培育"失眠。所以，失眠者真正需要面对的问题是：怎样承受负面情绪，继续当下的生活？

坚持运动，日复一日地承受运动的枯燥和疲劳，就是在身体力行地培养自身的情绪耐受力。可能有人会觉得许多运动都很有趣，比如一些集体项目和竞技项目，然而这些活动往往受限于时间、场地、对手和队友，而且获得竞技能力和享受竞技乐趣也需要付出艰苦的努力。最容易坚持下来的运动，往往是枯燥的、孤独的，比如跑步、游泳、骑行、瑜伽……如果我们想要选一个长期坚持的运动，那些枯燥的个人运动一定是最好的选择。一方面，个人运动没有集体项目的那些制约，另一方面，我们的目的之一就是坚持，不因为枯燥和疲劳而停下来，让自己在孤单前行的过程中获得身心的成长。

③ 选择适合自己的运动

有位同事，几年前是个两百来斤的大胖子，除了每天上下班从车站到家的几百米步行，运动量几乎为零。后来他搬了家，每天上下班步行一个半小时。刚开始，同事每次走到公司喘得像是跑了马拉松，浑身都被汗水湿透，可是没过几个月，他就瘦了十几斤，体力越来越好。尝到甜头后，他又增加了爬楼梯运动，午饭后还快要走40分钟。这样两年下来，减重大概70斤，身材变化巨大，从"球形"变得颀长，家庭和事业也有改观。

这个例子告诉我们，运动并不局限于流行的跑步、骑行、瑜伽、操课或者器械训练等，很多形式的体力活动都有益处，能利用生活和工作间隙充分活动身体的活动都是好的运动。如果你能每天抽出半小时以上进行瑜伽、骑行、跑步、游泳等运动，那很好；如果因为时间、空间或身体因素无法选择常规的运动，就不妨发挥想象力，尝试不同的锻炼方式。下面有一些意见可以把运动融入生活。

步行或骑行上下班。乘车的话可以提前几站下车，步行抵达目的地。

放弃乘电梯，改走防火楼梯。

午饭、晚饭之后尽可能由慢到快地散步，运动和阳光会促进消化并补充能量。

快节奏地做家务。

使用App（如"七分钟运动"），每天在家抽几个七分钟就可以达到运动量。

和孩子们一起做跑跑跳跳的游戏。

只要能根据自己的实际情况，用各种各样的方法利用时间和空间，每天的运动量就不难达标。时下的穿戴设备和手机都可以比较精准地记录活动量，每天检查活动量，并把数据用图表的形式进行可视化，督促自己坚持运动。

④顺应生活的节奏

许多人都很关心一些"貌似重要"的问题，比如在什么时间运动合适？每天需要多大的运动量？其实这些问题大都取决于个人生活的节奏。很多文章都认为，睡前三四个小时做运动能促进睡眠，本书前面的章节也提到，清晨运动可以摆脱失眠带来的昏沉感，让我们更有能量、更有效率地度过接下来的一整天。在这些时间运动当然是不错的选择，但实际上每个人的生活方式都不同，每一天的节奏也都有变化，所以选择对自己来说可行的时间去运动就好，当然也可以选择多个零碎的时间段进行锻炼。顺应生活节奏的选择才最有可能坚持下去，如果某人只在凌晨12点才有机会出去跑步，那就这样去做，没有任何问题。

坚持下去，让运动成为习惯，我们才能从中受益。

适合清晨的瑜伽

2007年秋天的一个夜晚，我打开《瑜伽之光》，第一次做体式练习，那时我已经连续半个月无法入睡。按照书中针对抑郁、失眠的体式练习了40分钟，并以十分钟的冥想结束，那天晚上我睡了七个小时，前后几年的时间里都没有过那样长的睡眠。

就是在那个晚上，我人生第二次比较严重的失眠结束了，瑜伽从此成为我的生活习惯之一，直到今天。并不是说练习瑜伽就能够彻底摆脱失眠，两年后我再次陷入失眠，这一次瑜伽却毫无作用，我也由此明白它并未瞄准失眠的根本原因。但是瑜伽的确可以加快走出失眠的进程，还让我在失眠的日子里也能保持良好的身心状态。

瑜伽是最简便易行的运动，可以在非常有限的空间和时间里进行，在几乎任何身体条件下进行，所以非常容易坚持下来。

瑜伽体式通过动作和呼吸让人体验当下自身的变化，可以充分缓解内心的紧张、焦虑和恐惧。

瑜伽入门基本没有难度。人们往往被不常见的瑜伽体式吓住，但实际上瑜伽强调在体式中达到舒适，而不是强求极限。

瑜伽没有性别的区分。许多人都觉得，女性身体柔软更合适练习瑜伽，这是个严重的误解，瑜伽并不要求身体的柔软，而是追求力量、耐力和柔韧的均衡。

本书前面的章节里提到了清晨运动的好处，尤其是对失眠的人，起床之后的头晕、疲惫在充分运动之后会大幅度缓解。如果我们不愿意选择其他运动，可以在清晨做20分钟到半小时的瑜伽练习，晨起瑜伽能够直接提升一整天的生活和工作品质，带来清醒、能量和动力。

清晨时分，起床不久的身体比较僵，做较为困难的体式容易受伤，此时需要一系列简单又充满活力的体式来活动脊柱、腹部器官和全身的肌肉。在身体被激活的过程中，大脑和精神都会变得活跃，整个动作过程需要发挥力量、柔韧和意志，身、心都能得到锻炼。

最适合清晨做的瑜伽体式是拜日式。拜日式不是一个体式，而是一系列体式，顾名思义，就是在黎明时对太阳致敬，因此非常适合在清晨练习。这一系列体式有很多变种，但没有本质的区别，下面的图片是分解的动作，连贯起来就成为完整的拜日式。整个过程中保持自然呼吸，不需要刻意进行腹式呼吸。

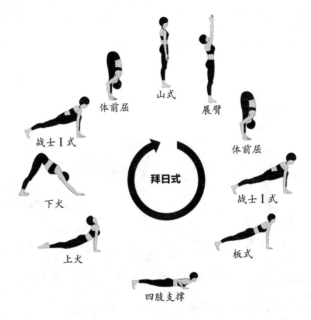

拜日式系列体式从山式（或双手合十的致敬式）开始，身体伸展、放松，重量均匀分布在双脚。在生活中我们很少用这种均衡稳定的方式站立，不是向左倾斜就是向右倾斜，或者弓背，或者挺起腹部，此时着意于呼吸的节奏，不做刻意的改变，当你觉察到那些不合理的姿态细节时，身体会自然而然地纠正它们。从瑜伽开始，我们也会逐渐注意到自己在生活中的不合理言行，并自然而然地纠正它们。保持五个呼吸左右，进行到下一个体式——展臂。

下一次吸气的时候，双臂经由左右向上伸展。这个体式锻炼的是肺部，展臂的重点是向上伸展而不是向后弯曲。双臂向上，待胸腔伸展到最大限度时，可以尝试在胸部位置向后弯曲脊柱（如果比较困难就暂时不要尝试）。重点是胸部向前挺而不是腰部后弯，因为腰部承受太多重量是有一定危险性的。保持这个体式时呼吸会比较困难，这是正常的。保持三至五个呼吸，下一次呼气的时候向前、向下弯曲身体——体前屈式。

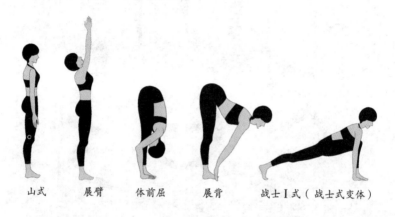

山式　　　展臂　　　体前屈　　　展背　　　战士Ⅰ式（战士式变体）

　　体前屈体式中，试着让腹部贴向大腿，而不是让头部靠近小腿。头部贴向腿部会导致背部弯曲，在任何前屈体式中不应该出现；所有的前屈体式都是用腹部找腿部，这样可以保证背部挺直。如果你的腹部难以靠近大腿，应该弯曲膝盖，而不是强迫自己的身体。这个体式有可能引发疼痛，同时缓解抑郁，任何有控制地引发疼痛的姿势都有助于缓解抑郁。感受大腿后侧韧带的拉伸感和疼痛，并保持正常呼吸，每次呼气身体会自然而然地更加深入弯曲，疼痛也会加剧。我们在这个体式中学会承受身体的痛苦，并了解疼痛给自己带来的益处。处于失眠和抑郁中的人可以尝试保持这个体式更长的时间，尝试保持五个呼吸以上，如果内心焦虑，可以增加到十个呼吸。下一次吸气的时候向前向上伸展背部，然后左腿伸直，向后撤一大步，进入战士式。

　　在拜日式中采用的是战士Ⅰ式。上图是战士式的变体，如果能力允许，可以练习完整的战士式。战士式是能量充足的体式，可以感受到对力量和耐力的挑战。这个体式需要注意的方面有很多（参考下图理解各个身体部位的细节），试着在此保持五个呼吸。

　　在拜日式中，还需要几个体式的过渡：板式、四肢支撑、上犬、下犬。

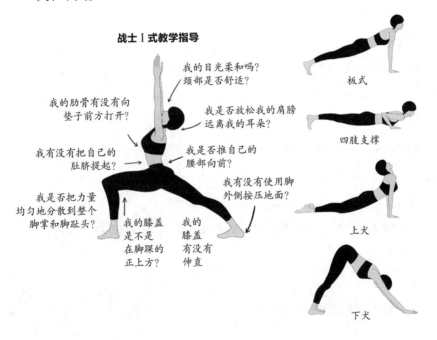

战士Ⅰ式教学指导

我的目光柔和吗？
颈部是否舒适？

我的肋骨有没有向垫子前方打开？

我是否放松我的肩膀远离我的耳朵？

我有没有把自己的肚脐提起？

我是否推自己的腰部向前？

我是否把力量均匀地分散到整个脚掌和脚趾头？

我的膝盖是不是在脚踝的正上方？

我的膝盖有没有伸直

我有没有使用脚外侧按压地面？

板式

四肢支撑

上犬

下犬

　　在四肢支撑体式中，我们要注意手指张开，让力量均匀分布在各个手指，同时避免耸肩和塌腰。上犬式通过后弯来按摩腰部肌肉，同时拉伸腹部。这个姿势对久坐的人非常有益处，同时可以缓解腰椎间盘病变带来的痛苦。

下犬式是各类瑜伽课程中最为常见的姿势，它可以完成从站立到俯卧以及从俯卧到站立的过渡。这个体式中因为头部向下，血液流向大脑，有助于缓解失眠带来的头晕，可以尝试在这个姿势上保持较长的时间。下犬式需要一定的技巧，尝试体会从指尖到脚尖的力量与平衡。四肢支撑和上犬式各保持一到两个呼吸即可，下犬式保持五个呼吸。

拜日式是非常平衡的一套体式，进行身体一侧的锻炼之后，需要转换到另外一侧。拜日式并不只是从开始到结束的一套体式，还是从结束又回到开始的完整轮回，可以重复5~10次，持续15~20分钟，保证身体和精神得到充分的锻炼。

对失眠者来说，清晨的阳光意义非凡。许多人都有这样的体验，一整夜的失眠带来的痛苦和绝望几乎让人感到生不如死，终于到了早晨，尽管对失眠后要面对的新的一天非常担忧，但初升的太阳总让人感到一丝丝希望。这时候我们努力完成20分钟的瑜伽，通过行动证明：即便失眠，一样可以很好地生活。行动带给我们信心，瑜伽又带给我们能量，冲个热水澡，吃顿可口的早餐，让我们开始新的一天。

适合睡前的瑜伽

这一节我们来谈谈适合睡前练习的瑜伽，以期缓解失眠带来的负面情绪，同时培养自己承受痛苦的能力以及坚忍的心性。失眠者最大的难题就是无法抑制的焦虑，应对这种焦虑最好的办法是学着承受，让自己回归当下的生活。然而面对漫长的不眠之夜，总有些焦虑和恐惧让人无法忍受。有人为了缓解这些情绪而选择服用药物，选择一次又一次地搜索偏方和办法，选择在半夜把家人拉起来哭诉……这些做法都有负面影响，甚至让焦虑越来越难以忍受。而瑜伽可以在很大程度上缓解焦虑，促进身心健康且没有负面影响。

为什么瑜伽可以缓解焦虑？首先我们需要了解瑜伽，这是一种来自印度的非常古老的修行方式，它以宗教为基础，通过身体和大脑的修行，最终得到思想的解脱。传统瑜伽的修行过程简单来说是这样的：

禁欲，包括食素、戒除性欲。

通过体式进行身体的修行。

修习呼吸控制，控制大脑，使之专注。

冥想。

解脱，也就是获得最终的宁静和快乐。这里的解脱和佛教中的解脱有相似之处。

从瑜伽的修行过程可以看出，修炼者相信通过控制自己的身体和大脑，可以获得解脱。通过瑜伽体式的练习，可以控制自己的身体，逐步达到控制大脑的目的，使之获得平静。这和睡吧的理念完全一致——通过行动来逐步改善身心状态。

当我们由于紧张、烦躁而无法入睡时，练习瑜伽可以让自己迅速获得平静和放松。而且通过一段时间的训练，就能够随时随地让大脑放松下来，对工作和生活有很大帮助。瑜伽的很多姿势非常注重头部放松，几乎所有的体前屈姿势都可以让血液迅速流向大脑，使人感受到轻松，消除内心的抑郁。这些姿势的共同特点是练习者的前额被挤压、伸展，使前额的肌肉远离发线，向眼睛靠拢，神经系统得到放松，大脑平静。

　　睡前瑜伽和清晨瑜伽最大的不同在于维持体式的时间，睡前练习的体式需要坚持较长的时间，清晨的拜日式每个体式只需要两三个呼吸，而睡前瑜伽的每个体式需要保持深长呼吸20次以上。

　　① 体前屈式

　　保持这个体式两分钟以上，有助于缓解甚至消除精神上的抑郁。练习这个体式时，千万不要强求脑袋接近腿部，而是把腹部贴向大腿。你会感到疼痛，试着保持在一个自己可以承受的程度，深长地呼吸，在每次呼气的时候身体更加贴近大腿。疼痛会逐渐加剧，自己也会逐渐学会承受这种疼痛，并跟随呼吸在疼痛中挑战自己。坚持这个体式两分钟以上。用手臂带动身体起身，你将体会到"重生"的感觉。

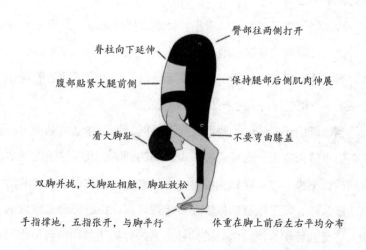

臀部往两侧打开

脊柱向下延伸

腹部贴紧大腿前侧 —— 保持腿部后侧肌肉伸展

看大脚趾 —— 不要弯曲膝盖

双脚并拢，大脚趾相触，脚趾放松

手指撑地，五指张开，与脚平行　　　　体重在脚上前后左右平均分布

这种承受疼痛并继续向下的能力对失眠者尤为重要，因为我们最大的问题往往就是无法承受失眠带来的痛苦，无法在痛苦中继续前进。

②下犬式

下犬式能够缓解疲劳，恢复精力，有助于训练的继续。如果你还没有能力做头倒立，保持下犬式较长的时间也会起到类似的效果。建议保持20个呼吸。

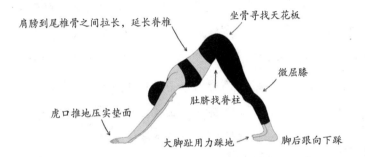

肩膀到尾椎骨之间拉长，延长脊椎　　坐骨寻找天花板

微屈膝

肚脐找脊柱

虎口推地压实垫面

大脚趾用力踩地　　脚后跟向下踩

③背部伸展式

背部伸展式和体前屈式的要点类似，都要求我们把腹部贴近大腿，这个体式也提供了承受痛苦的机会。因为无法充分利用体重来加深前屈，我们需要主动将身体向前，在每次呼气的时候将腹部贴向大腿，在主动的动作中锻炼意志力。

每次呼吸的时候，都可以清晰地体会到身体更加向前、向下，往往在几十个呼吸过后，前屈的程度就有了不小的进展。尽可能保持30个呼吸或更久，只要每天坚持，差不多半个月之后，身体就能够贴到腿部。坚持，并且最终达到目标，这个过程会大大地提高练习者的信心。

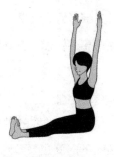
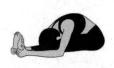

④ 肩倒立式

肩倒立式被称为瑜伽体式之母，它带来的益处怎么强调都不为过。这个体式对大部分的腹部、心脏、肺部疾病都有缓解的作用，尤其是对神经的舒缓作用，能够有效减少失眠带来的紧张和焦虑。

练习肩倒立时，头部的位置在一开始就要固定好，避免移动。尽可能延长练习时间，从最开始只能做30秒，慢慢增加到一分钟、三分钟、五分钟……时间越长，你从这个体式里得到的平静和快乐就越多。颈部感觉劳累的时候可以选择停止。

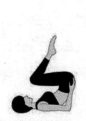
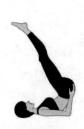
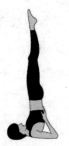

⑤ 犁式

犁式的功效和肩倒立类似，可以进一步促进腰椎与脊柱的强健。如果失眠之后有头痛、头晕的现象，练习这个体式会有效缓解头部的不适。保持这个体式两分钟以上，结束之后会感觉非常轻松。

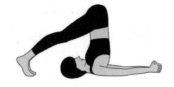

⑥ 头倒立式

头倒立式被称为瑜伽体式之王，对大脑的滋养效果无可比拟。在头倒立时，血液流向头部，脑细胞更加活跃，对症失眠之后头脑昏沉不清醒、记忆力衰退等症状。同时，这个体式需要一定的基础，可以循序渐进地掌握其中的技巧，否则有颈部受伤的风险，建议在专业人士的指导下练习。刚开始可以靠在墙上练习，慢慢体会和掌握正确的技巧，直到安全地做出头倒立动作。在没有掌握头倒立式之前，可以用下犬式或者双角式替代，血压不正常者要避免做这个练习，或遵医嘱。

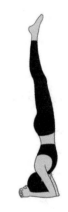

⑦ 挺尸式

挺尸式是结束动作，练习者利用这个体式完全清空大脑，彻底放松。因为有了前面其他体式的基础，清空大脑会变得较为简单，你可以回到床上练习挺尸式，在这个过程中睡过去也没有关系。在这个体式的过程中，随着每次呼气放松身体；如果觉察到自己思绪飘忽地在想事情，就温柔地回到呼吸上，继续在每次呼气时放松，这个过程可以持续五分钟以上。

结束全部练习之后可以去睡觉，或者在练习挺尸式的时候睡过去也没有关系。这些体式不仅可以在睡前练习，也可以在无法入睡的时候去练习，让痛苦得无法入睡的时间变成从瑜伽中获得平静和快乐的时间。

睡前瑜伽的大部分体式都需要保持较长的时间，每个体式都是挑战，我们在这个过程中学会承受和坚持，这和遭遇失眠时应该做的事情是一致的。

承受痛苦。

坚持做好当下的事情。

生命中的任何幸福和快乐都离不开承受与坚持。

冥想（回到当下的练习）

在睡吧，有很多人问如何冥想。这是个很大的话题，很难用几句话说清楚。网络和各种文献资料中介绍的冥想方式有成百上千种，从坐姿、呼吸方式到专注点，众说纷纭。不管用哪种方式开始冥想练习，初学者在练习一段时间之后都会遇到困难和疑问，如果得不到正确的指导，就很难进行下去。冥想恐怕是我们在人生道路上遇到的最难掌握的技能之一，然而一旦你熟练掌握，它就会对我们的身体、精神、认知、人格等各方面带来持续的积极影响，甚至让人发生翻天覆地的改变。

① 什么是冥想

冥想这个词近些年来特别流行，实际上这项修习身心的技能已经流传了好几千年，通常我们说的禅修、打坐、正念、静心、静观等，其核心都是冥想。

冥想要求的到底是什么？有人在冥想时会想象某些场景或者特定的人，也有人会强制自己什么都不想，其实这些都不重要，冥想的重点并不在"想"。在冥想的过程中，不需要刻意想什么，也不需要刻意让自己什么都不想，只需要在整个过程中自然地呼吸，简单地觉察脑海里不断闪过的各种念头。

冥想只是用来反省和觉察自身状态的一个技能，通过深刻的觉察，我们会更加敏锐地感知自己当前的状态，逐步从对过去和未来的执着中解脱出来，真正地活在当下。我们只需要把冥想当作一个技能来学习并应用。

② 冥想为什么能帮助失眠的人

看看下面的场景，里面满是我们的执着。

失眠的时候，我们纠结回忆过去的失眠经历，并担心以后再失眠。

穷困的时候，我们渴望拥有财富；富有了之后，担心财富溜走。

失恋了，渴求从前的甜蜜；和伴侣吵架的时候，又希望回到单身的日子。

所有的这些烦恼都来自对过去的执着和对未来的担忧，我们在绝大多数时间里被过去和未来所牵绊、撕扯，内心充满嘈杂，而冥想能够带来平静。

想象一个湖面，浪花汹涌、沙石翻动时，我们只能看到水中的一片混浊；湖面平静、湖水清澈时，我们就能看清水下的真实。

冥想带来的平静使我们暂时拨散情绪和想法的迷雾，内心变得澄澈，从而能够清楚自己当前的状态，看清自己要走的路，并了解到想法如何带来烦恼，这些就是冥想带给我们的帮助。

和他人愤怒争执的时候、身陷失眠绝望的时候、为未来忧心忡忡的时候，我们并不知道这一切是"怎么来的"，然而当你开始冥想，逐渐深入，内心越来越澄澈，就可以了解到这一切的前因后果，了解到这一切烦恼都源于自身。从平静到内省，再到觉醒，只要我们每天进行冥想，每天都有内省，每天都觉醒一点，主动去改善自己的方方面面，就能够让人生进入良性循环。

③开始练习冥想之前

并不是任何人在任何状态下都适合冥想。许多人处于很糟糕的生活状态中，这些状态带来失眠等一系列烦恼。

作息混乱，饮食、娱乐毫无节制。

无所事事，每天虚度光阴。

极度繁忙，连和家人在一起的时间都很少。

长期受到疾病的困扰。

当我们生活状况不佳、身心状态很差的时候，并非练习冥想的最佳时机。如果冥想是阳光和水，我们是小小的树苗，那么健康的树苗会在阳光、雨水的助力下茁壮成长，要是树苗本身生着病、长了虫，再多的阳光和水也无力回天。练习冥想前，要努力规范自己的生活，如果我们生活有规律、有节制，能够努力完成一天的工作或学习，承担家庭的责任，能够与人为善……就有了练习冥想的基础，如果不具备这样的条件，那我们首先需要去调整和改善生活状态。

开始练习冥想之前，一定要提醒自己：如果我在今后一段时间里，不能坚持每天都练习冥想，那就暂时不要开始。即便是每天只练习几分钟，有规律的坚持也是至关重要的。我们会遇到各种各样的疑惑和困难，坚持下去并不断调整，就一定能找到其中的乐趣并有所进步。

冥想可以在早晨进行，也可以在夜晚睡觉之前进行。每天在固定的时间冥想会更容易坚持，效果也会更好。如果没有固定的时间，没关系，忙里偷闲抽出一点时间练习就可以了。我们需要的不是仪式，而是给自己一段反省时间。

冥想是充分觉知身心的一个过程、一种状态，保持这种觉知力需要付出努力。很多人选择不正确的时机进行冥想练习，比如：

在睡觉之前困倦的时候练习冥想。

在大量运动之后练习冥想。

躺在床上练习冥想，并试图在练习的过程中入睡。

这些都不是合适的时机：在疲劳、困顿的时候练习，我们会陷入昏沉，无法觉察到身心的变化，冥想也就失去了作用；过于兴奋的时候，头脑中的想法太多，很难保持觉察。所以务必要在身心状态比较正常的时候进行冥想，比如大脑清醒，思绪活跃时，容易觉察到呼吸、身体、想法和情绪的各种变化，比较适合练习。可以尝试在以下这些时候练习：

完成了一天的事情却不感觉太过疲劳的时候。

早上起床，身心活跃，一天的事情还没开始，脑袋比较清醒。

半夜醒了无法入睡，或者晚上躺下之后无法入睡越来越清醒的时候，身体可能感觉疲劳但是大脑比较亢奋。

你的一生中能有多少时间不在工作、不在聊天、不在赶车、不在看手机、不在吃饭……只是简单地坐着，放下手中的一切事情，闭上眼睛和嘴巴，完全关照自己的身心？可能很多人一辈子都在被各种各样的事情所驱使，不停地奔波、追求。现在就有这样一个机会：

放下一切，不被欲望驱使；坐下来，冥想。

让我们开始吧。

④ 冥想的练习

冥想起源于几千年前，其练习方法在不同的地区、不同的时代不断演化，呈现很大的差异。本书介绍的是一种基础的、安全的冥想方式。在练习冥想的过程中出现的不适，绝大部分是由于练习者执着于某个状态、某种变化或者某些特定的想法。冥想时，试着让一切自然地发生，而不是强迫自己必须达到某个目标。

第一步：坐姿。

注意，这里说的是坐姿，不是躺姿。躺着练习非常容易让人陷入昏沉，甚至入睡。我们练习冥想的目的并不是睡着，而是觉察和反省，让自己能够活在当下，所以躺姿并不是练习冥想时的最佳选择。

练习的时候尽量盘腿而坐。如果单盘或者双盘对你来说很轻松，那很好；如果盘腿很痛苦，那散盘就可以了。我们要让自己的坐姿尽可能自然、舒适，而不是给自己找麻烦。试着在臀部下面放个硬点儿的枕头或垫子，这样会让腿部更加放松，也会避免上身的倾斜。

上身保持竖直。注意是竖直而不是挺直，我们在盘坐的时候上身并不用力，从背部到肩膀、脖子都应该保持放松。如果感觉自己在用力保持竖直，试着把臀部再垫高一点，你总能找到一个较为平衡的状态。双手可以自然地放在双膝上，也可以舒适地交叠放在大腿根。有些冥想会要求手印，然而手印需要用力来维持，在有些情况下反而影响觉知。如果你觉得这样的盘腿坐姿对自己很难，那坐在椅子上就好了。

第二步：自然地呼吸。

不需要采用腹式呼吸，或者刻意进行深长的呼吸。不管坐下的时候呼吸多么急促、多么不稳定，我们也没必要改变自己呼吸的状态。自然地继续当前的呼吸方式，并知道自己呼吸的状态就可以了，我们的呼吸会随着冥想的深入越来越平稳、深长。

第三步：呼气的时候知道自己在呼气，吸气的时候知道自己在吸气。

大多数冥想方法都要求专注于某个身体部位的变化，有些要求得非常细微，比如鼻子下方的感受、腹部的起伏、听到的某个咒语，等等。这些方式都可以采用，但是有一定的难度，并且容易进入某些误区。练习的时候，唯一明显的变化就是呼吸，所以知道自己呼吸的变化就可以了，没必要了解呼吸的细节，只是在整体上知道呼气和吸气。在呼气的时候知道这是呼气，内心默念"呼"；在吸气的时候知道是吸气，内心默念"吸"。

第四步：看着念头的来来去去，不采取任何行动。

只要经过一两次练习，你就会知道自己在冥想中最常做的事情就是"讲故事"。任何一点声响、一点思绪、一丝感觉都会牵扯出许多念头，把注意力拉走，一个念头套着一个念头地"讲故事"。不过没关系，被念头带走很正常，关键是要知道念头的存灭。这种练习对失眠的人非常有用，因为失眠者被头脑里各种念头驱使着，不堪其扰，而冥想就是学习看着这些念头来来去去，却不采取任何行动。

冥想的时候，我们有点儿像个看门人，观察那些进出大门的人。只要我们保持警觉，就会比较快地觉察到念头的出现和演化，不需要试着摆脱这些念头，只要觉知它们的发生和变化就可以了。

第五步：对念头进行分类（可选）。

冥想练习中，对念头进行分类并不是必需的步骤，如果你觉得这样做比较困难、需要努力地思考，那就省略这一步。

当我们觉察到自己被念头拉走时，不用强迫自己消除这个念头，只需对它进行简单的分类，或者"贴个标签"：这是"回忆过去"，这是"担忧未来"，这是"制订计划"……就像看门人对来来去去的人进行的简单的划分：这个"胖"，这个"瘦"，这个"高"……通常我们很容易把念头分成过去和未来这两类，并意识到这个念头并非当下。

第六步：回到当下的呼吸。

当念头停止，不再继续下去的时候，提醒自己回到呼吸，在呼气的时候觉察呼气、吸气的时候觉察吸气，这就是回到当下。本书贯穿始终的思想是：

不要对负面情绪和想法采取任何行动，知晓它们的存在，让自己回到当下的生活。

练习冥想就是在练习回到当下的过程。至此，我们可以观察到这样的循环：

呼吸——被念头带走——觉察——念头止息——回到呼吸

在冥想的过程中，我们无数次地经历上面这个循环；而在现实生活中，睡吧里的失眠者们也在经历下面这样的轮回：

当下——被失眠相关的情绪和想法带走——觉察——停止情绪和想法的纠缠——回归当下

所以，练习冥想就是在练习在现实生活中觉察自身状态并回归当下的能力。在冥想练习中，只要我们做好看门人，努力去觉察念头的产生和变化，念头就会越来越少，内心也会越来越宁静；这种进步同样会反映到现实生活中。

当我们坐下来开始冥想，因为没有其他事务的打扰，在开始的一段时间内心的念头反而越来越多；坚持足够长的时间，这些念头才能逐渐止息，进入较深的宁静。所以，冥想练习的效果也依赖于足够的时长。对初学者来说，保持10分钟以上的冥想状态可能都很困难，通过几周、几个月、数年的练习，冥想的时间可以从10分钟延长到15分钟、20分钟……当我们逐渐熟悉觉察念头、回到呼吸的过程，并能够保持半小时以上，冥想带来的改变就会越来越明显。

如果你的日程很满，确实无法安排半小时的冥想时间，那么练习几分钟也是可以的。每天抽出几分钟冥想，等忙碌的阶段过去再加长练习时间，在灵活的坚持中取得进步。

把自己拉回当下（分享）

我与吧友"小迎"的交流开始于2013年，最初看到她的评估，感到这是一个极为脆弱、敏感、自卑的女孩，内心充满恐惧和绝望。我意识到通常的教条和"敲打"对她并无助益，于是第一次把"当下"的理念带入睡吧，并带着她冥想。

事实证明，小迎感知能力特别强，在冥想中可以觉知到极细微的情绪和想法，进展很快。每次收到她的豆邮，不论是谈冥想还是谈生活中的状态，都能看到了不起的进步。她的生活从支离破碎逐渐走回正轨，越来越顺利。

小迎在坚持冥想练习多年之后写下这篇分享，不仅有冥想体验，还有我们之间针对许多议题的对话（Match是我在睡吧用的网名）。

禅修的体验只是生活的一种映射，两者的经验是互通的，不断把自己拉回当下就是在生活中禅修。

与Match的交流始于2013年10月，那时我沉浸在对过去的焦虑和对未来的担忧里。在豆瓣里找到睡吧，填写了一份睡眠评估问卷，之后开始与Match交流。交流中Match指出：我的担忧和焦虑，是因为无法回归当下。根据之前的问卷评估，我们讨论的主题定为"如何在清醒的时间把自己从过去和未来带回到当下"，这为之后的禅修奠定了基础。

我的冥想练习开始于2014年10月。那时我想了解一些佛法，看了两本有关佛法的书，发现很难读下去。Match推荐我在生活中修行，方法是：呼吸——被念头带走——觉察——念头止息——回到呼吸，用这样的方式不断地练习回到当下。

无论是最初与Match在睡吧里交流、讨论清醒时如何安住于当下，还是后来的禅修（把自己从过去和未来带回到呼吸上），我练习的都是不断把自己带回到当下的能力。

① 冥想时遇到的疑惑

小迎："冥想过程中，当我发现自己的注意力从观察呼吸跑到过去和未来的场景时，我会深吸一口气同时稍微调整坐姿，把自己带回到呼吸上。有时，背部的疼痛让我难以忍受，我也会深吸一口气同时稍微调整坐姿，然后观察呼吸。这么做对吗？"

Match："不是很对。我们总会发现自己处于各种妄想中（不论是关于过去还是关于未来），这是无常；无常是自然的事，你的心和你的呼吸都是无常。所以出现妄想不要认为不好，不需要调整坐姿，只要观察一下那个妄想，默念出来是'过去'还是'未来'，是'回忆'还是'计划'；轻轻地觉知这个妄想，不需要去思索，等它消失了，就回到呼吸。能够关注呼吸的时候就关注呼吸，出现妄想的时候也可以这样去关注妄想，两者都是心的状态，观察哪个都可以增强你的觉知力，但是不要跟着妄想走，更不要排斥它。"

Match："对于痛也是一样。事实上痛一直在，只是没有被意识到，禅修的时候心变得宁静，身体变得放松，疼痛就会浮现出来。这时候，可以去感知疼痛，仔细观察疼痛的状态，你会发现它是一波一波地过来，可能减轻也可能加重。最终你会知道疼痛也是无常的，感受也是无常的。你问的这个问题涉及身体、想法和感受，它们都是心的表现，都是无常，都可以去观察。"

小迎："每天的冥想练习接近预设的结束时间时，我的左脚都麻得厉害，同时被过去和未来的场景、感受控制住，呼吸困难。这些现象正常吗？我要怎么应对这样的现象？"

Match："正常。你要做的是不去对抗那些控制你的东西，而是观察这些现象，知道它们出现，但不试图摆脱，它们是心的自然状态。感觉呼吸困难主要是因为自己想要控制呼吸、想要控制想法，看到呼吸和想法的变化就可以了，不要去控制它们。试图去控制也是被感受左右的表现，既然事情已经发生了，那就让它发生。"

小迎："我把每天冥想练习的时间设置为45分钟，在最后几分钟时间里，通常腿麻得厉害，呼吸急促，但是我不肯把练习的时间缩短，硬撑到45分钟，享受目标完成的成就感。我的问题是：不肯调整练习时长而是硬撑到最后，这么做对吗？"

Match："这个练习中的硬撑并没有什么不对，不会对你产生不好的影响。硬撑是和当下不好的感觉对抗，期望自己撑过这段时间就'好了'，实际上更好的方法是去觉知腿的麻木、觉知呼吸急促的状态，去仔细感受那个麻木，感受它的源头、发展和结束；观察它，而不是和它'对着干'。"

小迎："冥想练习时，如何应对过去和未来的场景和相关感受？"

Match："在回忆的时候默念'回忆'，在担忧的时候默念'担忧'，在计划的时候默念'计划'……尽可能在念头出现的时候察觉，察觉之后，念头会消失，自然会回到呼吸上。"

小迎："冥想练习时，应对困倦的方式和应对焦虑、担忧的方式一样吗？"

Match："昏沉和情绪并不一样。应对昏沉的方法是让自己更加清醒，比如做一些伸展运动再开始打坐，就能清醒很多。"

小迎："我有些分不清楚：察觉到关于过去、未来（或腿脚麻木）的想法时，是我主动把自己带回到呼吸上，还是那些想法消失了我就自然而然地回到呼吸上了？"

Match："'主动回到'和'自然回到'的界限会越来越模糊。当'主动地'拉回成为一种习惯，你会'自然而然地'回到当下。这是进步。"

②练习冥想时，我们究竟在练习什么

练习冥想，就是在不断地完成"呼吸——被念头带走——觉察——念头止息——回到呼吸"的过程，即练习不断回到当下的技能。同时，也要觉察自身在生活中发生的改变，练习冥想的目的是提高觉知力，即对自己、对当下的觉知。

当我以一个舒服的姿势安静地坐下来，觉察呼吸，我会只想停留在这种安静和舒适里，不再想和过去、未来纠缠。无论过去的事情带给自己多大创伤，未来多么让人忧虑，在这一刻，它们都不重要了。这一刻我能安静地呼吸，可以让自己平静下来。即使当下这一刻没能专注于呼吸，接下来，察觉到自己正在纠缠于过去或未来时，就轻轻地把自己带回来，重新开始觉察呼吸。

③ 练习冥想以来的变化

早晨起床后的慌乱感减少了，绝望的心情得以缓解。

能够感受到无常（练习冥想的过程中，注意力不会一直集中在呼吸上，也不会一直集中在过去或未来，而是在呼吸与妄想间不断切换），进而带来一些安慰：我恐惧和焦虑的时候很多，然而感受是会变化的、是无常的，所以不必太担心。我能做的是，在察觉到自己的恐惧和焦虑时，试着把自己拉回来，完成眼下的事情。如果拉不回来，就忍一忍，等它过去。这很难，但事实是：恐惧和焦虑会出现，但恐惧和焦虑也会有尽头。

试着带着恐惧和焦虑生活，不再期待它们会完全消失。

④ 生命是一个一个的感知

回头翻看睡眠评估模板，发现冥想练习的目的是在清醒时保持专注和觉知。在睡眠评估模板中，关于"一次次被焦虑带走，我就一次次把自己拉回来"我问过一个问题。

小迎："上次交流中提到要面对一场临时抱佛脚的考试。到达宾馆后，简单休息了会儿，准备接着'抱佛脚'，但发现很难

'抱'下去。原因有两个，一是我为这场考试准备的复习资料过于厚重，A4纸整整一沓，一张张看下去觉得没有尽头；二是以前完全没有参加过类似考试，甚至不知道这堆资料对考试有没有帮助。我放下资料不再复习，打开电视看《爸爸去哪儿》，王诗龄小朋友闹情绪的哭声让我的眼泪也流下来。想起前男友说过，在我好起来之前他是不会离开我的，一定会跟我生个女儿。但是他说话不算话。这时，我心里的感受很多、很复杂：有无法复习的自责，有对前男友的想念，有对第二天考试的担心。我关掉电视躺在床上，静静地去体会心里复杂的感受。我试着体会它们是我的一部分，去感觉它们并不会伤害我，我像照顾受惊吓的小孩儿一样去照顾它们，慢慢地我睡着了。这些复杂的感受会再出现，我就再次照顾这个受到惊吓的小孩儿。所以我要提的问题是：'一次次被焦虑带走时，我会试着一次次把自己带回来，这是唯一的出路吗？'"

Match："生命是由一个一个的感知组成的。你问我那是不是唯一的出路，那么我还想问你，你希望有什么样的出路？生命就是一个一个的感知，不管你是感知愉快还是感知焦虑、恐惧或担忧，它们都是生命的一部分。当你开始感觉到它们，当你开始照顾一个一个连绵不断的感知，就已经在经历当下的分分秒秒，开始享受这种感知。你还需要怎样的出路呢？面对所有的感知，不要放弃任何一个而追求其他，它们都是你宝贵生命的一部分。不管是被焦虑带走，还是自己走回来，这些都是很宝贵的感知，这本身就是出路。"

有问题，

看这里

安眠药真的有用吗

每隔几天，睡吧就会出现这样的提问：

我还可以吃安眠药吗？

吃安眠药有用吗？

如果西医不行，那么我是不是该看看中医？

我想减少安眠药的使用，该怎么做？

我个人也服用过安神、安眠的药物，也有过同样的困扰。

① 药物对睡眠的真实效果

安眠药是最常见的改善睡眠的药物。安眠药也有很多种，一般都会承诺快速入睡、副作用很小，但事实上，我没见过哪个长期失眠者是通过安眠药走出失眠的。安眠药的使用体验通常有以下几种。

开始几天是挺好用的，但是效果越来越不明显。

一旦停止服用安眠药，失眠会更加严重。

我们会慢慢地增加服药剂量，当一种安眠药不起作用之后，就换另一种。

无论服用哪种安眠药，用多大的剂量，都无法让自己走出失眠。

②药物只针对表象

为什么安眠药对失眠不起作用呢？其实这很容易理解，就像之前所讨论的病毒和高烧一样，如果不断吃退烧药，却不给免疫系统消灭病毒的机会，高烧就会一次一次重来，病情只能越来越糟。

安眠药并不针对失眠的根本原因。

所有的安眠类药物，包括褪黑激素，只是针对"无法入睡"这个现象去治疗，而不是瞄准失眠的根源。有人问中药是不是好一点，其实道理一样，任何安眠类药物对长期失眠者的自主入睡能力都没什么效果，注意这里说的是"长期失眠"和"自主入睡"。

在实际的生活中，确实有些人服用安眠药之后恢复了正常睡眠，实际上药物的作用很有限，是他的生活恢复了正常，失眠的原因不复存在。很久之前，有个同事失眠了一个多月，整个人瘦了许多，性情大变，生活和工作都有些"宕机"了。后来她感觉自己不能这样下去，重新开始规律的作息和工作，同时去医馆进行针灸治疗、吃中药。两周后，她睡眠正常了，就告诉大家是中医治好了失眠。但实际上，失眠的到来和离开，是与她白天生活的变化同步的，是她自己通过振作生活而去除了失眠的根源。

③安眠药最大的副作用

长期来看，安眠药不仅无法治疗失眠，往往还会加重失眠。前文提到过，失眠的根本原因是糟糕的生活状态，是只盯着睡眠状况而忽视其他。那么安眠药带来了什么呢？

长期服用药物会让人记忆、认知等方面暂时衰退，进而降低白天的生活质量。

吃了安眠药，会对睡眠产生更强烈的期待和执着，这种期待和执着反而会让人在失眠中越陷越深。

这也是为什么停止服用安眠药之后睡眠问题会更加严重，因为药物不但不能解决失眠的根本问题，而且会助长与失眠相伴的焦虑和执着。

④ 关于停止吃药

对于停药的话题，我的态度一直是：对于长期失眠者，药物相关的问题并不值得讨论。与其花费时间、精力研究如何戒除药物，不如去解决造成失眠的原因，去讨论怎样才能过好清醒时间的生活。

如果不去解决生活问题、自身问题，无论服药还是停药都很难走出失眠，只能让睡眠状况变得更糟，让自己更痛苦。

如果生活变得积极、健康、活跃，那么不论吃药与否都可以走出失眠，停药会成为一个自然而然的事。

吃不吃药并不重要。从多年的经验来看，只要失眠者还在纠结于症状相关的问题，就无法从根本上走出失眠。所以，对待药物最好的态度，就是不去过多地关注和讨论它，吃了就吃了，不吃就不吃。不管吃不吃药，都要努力过好生活中的每一天。

怎样改善心态

"心态"这个词流行很久了。面对任何难以解决的问题，面对好的结果和不好的结果，都可以归因于心态。久而久之，大家把心态看得愈发重要，面对大考、重要的比赛、重点项目，都不忘说一句"关键看心态"。这一句话，把成绩背后的汗水和努力放在了次要的位置。面对失眠就更是如此，经常看到失眠者总结经验、给出意见时说："关键是要调整心态……"

这样看来，似乎心态是根本，正确的心态可以解决所有问题。可是，心态到底是什么呢？怎样才能调整心态？这样的问题却无人深究。如果我们把失眠的关键归结于心态，就会陷入一个死胡同，因为我们并不理解心态到底指什么，不清楚如何调整心态，更不懂得心态是不可能被直接改变的。

① 什么是心态

从语义上，"心态"的意思介于心理特征和心理过程之间，既存在相对的稳定性，又随着个体状态和情境等有一定的流动性。现实中，一个人在种种情境下的心态，在一定程度上可以通过情绪、身体反应、行动等体现出来，但当我们面对具体的问题时，心态并不产生实际的指导作用。如果我们对失眠者说"关键是心态"，是无法推动任何行动和进程的，同时也意味着我们对失眠一无所知。

"心态"是某时某刻的自我感受，它往往是结果而非原因。一个学生面临考试，他之所以心态好、有信心，是因为每天都努力学习。乒乓球冠军在球场上之所以从容不迫，是因为日复一日的魔鬼训练……同样，如果一个人失眠时能泰然处之，并非有赖所谓的心态，而是因为他在之前的失眠经验中，能够通过实际的行动塑造积极的生活，在失眠的日子里也能过得有声有色，由此深刻地了解到失眠并不会产生严重影响。

心态在很多时候通过情绪来体现。当我们对一件事情有正面情绪、态度的时候，就说是"好心态"；有负面情绪、态度的时候，就说是"不好的心态"。所以当我们说"调整心态"的时候，实际上是在试图调节自己的情绪。而对情绪、心态的控制和执着，会让我们忽略当下，忽略自己真正应该做好的事，反而会因为急于"调整心态"而迷失方向。

现实世界中，没有什么成功是只靠心态的，相反，心态是我们行动的结果。

②改善言行，而不是调整心态

从前面的各种分析中可以看到：心态是结果而不是原因，所以"心态决定一切"的认识不能帮我们解决任何问题，我们需要用言行来改变自己的处境。我们对某个人的印象，不可能只参考他的想法或心态，而是取决于他的言语和行为。言语和行为定义了我们是怎样的人，你有怎样的心态、怎样的睡眠、怎样的人生，统统取决于你在每一个当下的所作所为。

在走出失眠的过程中，我们需要接受自己糟糕的情绪、糟糕的心态，同时做好手头的事情、过好每一天，用积极、正面的言行来逐渐改善自己内心的状态和想法。不必执着于心态，只需要不断地改善言行。

失眠反复了怎么办

吧友Ling找我做过几次单独咨询。在此之前，她已经在睡吧做过评估，并通过自己的努力走出了失眠。但是没过多久，失眠又来了，她的信心受到重挫，感到无法承受，在微信上用很长时间向我讲述失眠复发的情形。

之前应对失眠的时候，我发现只要白天越少想睡眠的事，晚上就睡得越好。于是我拼命地暗示自己不想睡眠问题，转移注意力，还真的好起来了。但是疫情来了，加上生病，我再次陷入了失眠，总是想起惊醒的感觉，感到很焦虑、很害怕，上次的方法可能没用了。

通过这段讲述，我发现Ling并没有真的找到走出失眠的方法，她这次的失眠不是复发，而是根本就没有走出来。"不去想睡眠的事情"从来都不是真正的方法，好的方法要体现在行动中，依靠行动把自己"拉出来"。

第一次交流后，我帮她整理了该做的事情。

忽略所有关于睡眠的症状、现象，这些都不是问题，造成这些现象的原因才是真正的问题。根本原因是当前的生活状态，所以需要带着这些症状、想法和情绪但不去关注它们，积极致力于改变自己的生活，解决实际的问题。

同时我们也讨论了一些切实可行的做法。两周后，Ling突然要求进一步咨询，她说："组长，我现在好不安。我认为回到当下对我是很有帮助的，但男友昨天说'这就是叫你不要想啊'，这么一句话，我的信心就毁了。"

于是我们进行了第二次对话，这次是电话讨论。我了解到Ling在这两周其实有了不小的进步，开始改善生活状态，过得更加充实，遇到无法抑制的情绪时，她都努力忍耐并回到正在做的事情中。Ling说自己确实变得更加平静，而且开始学习处理情绪了，正在向好的方向发展。之所以再次出现状况，导火索是她忍不住向男朋友哭诉自己的痛苦和疑惑，而男友不耐烦的回应使她刚刚建立起来的信心崩溃，又回到之前的状态。正是因为她没能忍耐痛苦，才引来男友漫不经心的负面回应，在Ling这里掀起惊涛骇浪。在电话沟通中，她不停地向我抱怨："为什么我总是反反复复？感觉自己根本不可能走出来。"

这不光是Ling的困扰，许多吧友都有同样的经历。在睡吧经常可以看到这样的标题：《一个走出失眠四年又重新入坑的人》《时隔三年，失眠突然又来了》《曾经走出失眠的我又失眠了》《时隔六年的反复，这次希望自己彻底走出来》《失眠反反复复，希望大家能帮我睡个好觉》……

那么，失眠到底为什么会反反复复呢？难道我们就不能"痊愈"吗？其实答案很粗暴：

失眠一定会发生，而且一定会再次发生。

本书的最开始就说到了：失眠和熟睡一样平淡无奇。每个人在遭遇生活巨变的时候都可能陷入失眠。在新冠肺炎疫情期间，大家被困在家里，"失眠复发"的人特别多，这是因为生活方式、生活节奏发生了巨大变化。让我们回顾一下失眠的特质。

失眠极其平常。

失眠会不断发生。

失眠会在每个人身上发生。

人生漫长，变动和挫折无法避免，失眠也注定反反复复，没有人可以每天都安枕入眠。当我们沮丧地抱怨"我的失眠反复了"，潜台词是：

我再也不要失眠。

我要永远都能睡个好觉。

躺在床上翻来覆去的事情再也不要发生。

简单来说，我们希望一定会不断发生的事情不再发生。这就像我们希望自己永远不感冒、永远不受伤、身体永远不变胖（或变瘦）、皱纹永远不增加、薪水每年都上涨……这些都是不切实际的幻想，同样，想要失眠不再反复的想法也很荒谬。

所以无须纠结所谓的"反复"，做法其实很简单：

像对待第一次失眠那样去对待这次失眠。

不论对哪一次失眠，做法都是一样的。这就像我们曾经减肥成功，但是在一段时间毫无节制的胡吃海喝之后，体重又反弹回高点。这时候我们并不需要什么新奇的减重妙招，只需像第一次成功减重那样去做：节制饮食、增加运动。那么不管是第几次应对失眠，态度也是一样的：

停止为失眠本身做出任何努力。

改善当前的生活状态。

要把失眠当成一个工具，好好地利用它，不要忽视或逃避。失眠就像闹钟一样不断提醒我们：关注自身当下的状态，做好每件事，善待每个人，过好每一天。

当生活失去平衡，我们过于忙碌、过于闲散、过于放纵，或者需要应对过多问题的时候，失眠难免反复，但这不是坏事，它提醒我们以适当的调整和改变来保持良好的生活状态，达到新的平衡。所以失眠的每一次反复，都是我们进步的契机，一定要好好地利用。

为什么躺在床上便困意全无

失眠是人类特有的现象，其他动物极少有睡眠困扰。人类的另一个习惯是有专门用于睡眠的房间（寝室、卧室）和床铺，对于没有睡眠困扰的人，床是最幸福的地方，忙碌一天之后，洗个澡躺在床上，感受疲倦以后的放松、舒适和慢慢袭来的困意。但是对失眠者来说，床是可怕的地方，原本劳累、困乏到站着都要睡着了，躺在床上之后却变得清醒，睡意全无，这几乎是每个失眠者都很熟悉的经历。其实，这并不是多么可怕的疑难杂症，只是被我们自身行为逐渐培养出来的身心反应，先来看看我们到底做了什么。

在床上度过很长时间，很早上床或很晚起床，试图延长睡眠时间。

翻来覆去地调整姿势、努力入睡，却一直是清醒的。

还有一些人生活习惯不太健康，多发生在寄宿的学生或者只有一间卧室可以利用的人身上。

长时间待在卧室或寝室。

在床上度过大部分清醒时间，学习、工作、玩手机、追剧、打游戏、读小说……

这些做法，让我们在专门睡觉的地方（床铺和卧室）消磨了许多清醒的时间，使得我们的身体和大脑逐渐认为床铺不是睡觉的地方而是做其他事情的地方，也就是形成了不利于睡眠的条件反射。

有一次，我因为颈部疼痛就诊，理疗师在问了许多看似毫不相关的工作、生活方面的问题之后，告诉我这是一种常见肌肉问题，原因是久坐以及不正确的坐姿让某块肌肉总是处于紧张状态，久而久之大脑就默认这块肌肉应处于紧张状态，所以即便在用不到这块肌肉的时候（比如走路、跑步甚至躺卧的时候），大脑依然控制它处于紧张状态。对于这种情形，不需要按摩或理疗，只要改变坐姿，辅以专门的运动，主动让那块肌肉放松，并且锻炼与它相对的肌肉，就能够恢复。这样可以训练大脑，让大脑和身体都回归恰当的状态。

睡眠习惯也一样，为什么有的人本来很困，躺到床上却睡意全无？为什么有的人在床上无法入睡，却一不小心就会在地铁上、沙发上睡着？这说明在长期的行为习惯中，床铺已经成了和"清醒"相关的刺激。

既然我们能把床铺训练成"睡眠阻抗工具"，当然也有办法把它重新调整成让自己感觉放松、舒适、昏昏欲睡的处所，方法很简单。

尽可能不要在床上度过清醒的时间。

这其实是让我们回归自然状态，遵循身心的规律，具体的做法如下。

白天清醒的时候，离开卧室、离开床，外出或去其他房间活动。

晚上睡觉的时候，尽可能不要在床上长时间翻来覆去。睡不着的话，就离开床铺做清醒的时候应该做的事情（本书接下来的章节会告诉大家睡不着的时候可以做些什么）。

只要做到这两点，保证在床上的时间绝大部分是睡眠状态，我们的身心会重新认识到原来床铺是用来睡觉的。生活也会变得更加健康，有更多清醒状态的时间可以利用，一举多得。希望每个长期失眠或者偶然睡不着的人都能珍惜清醒的时间，这样才能重新享受舒适的床铺。

为什么快要入睡时会突然抽动惊醒

失眠的人大多会有这样的体验：感觉自己就快要失去意识进入睡眠了，却突然惊醒，有时伴随着抽动，接着便困意全无。这种现象让很多人怀疑是身体或精神出了问题。

只要一睡着，马上就抽手或抽脚，一抽动就醒了……这才半小时，我最少入睡了七次、抽了七次、硬是被唤醒了七次，这不是癫痫就是缺钙吧……

最近总在入睡前频繁抽动。一进入睡眠就开始抽，严重时整个人都会惊醒。有没有出现这种症状的小伙伴？求支招。

经常在将要入睡时身体抽动，请问需要治疗吗？

快睡着的时候脑子会突然"抽动"，导致失眠（一晚上都在抽动）而且梦魇（喘不上气），请问这是怎么了？

昨天晚上每次刚要睡着就身体抽动一下，把我"叫起来"，反复了很多次。想问问吧里有没有类似经历的过来人能分享下经验？

有这么多提问和求助，说明这不是个特殊现象，而是众多失眠者都曾反复体验过的。这种一睡着就惊醒的现象让人极为沮丧，我本人在失眠的日子里也经历过无数次。一开始难免不知所措，不断上网搜索相关的信息，不断尝试各种方法，不停地抱怨……结果就是彻底忽略了白天的生活，进而陷入更严重的失眠。本书"放弃为消灭失眠所做的任何'努力'"一章已经详细解释了这个"精心培育"失眠的过程。

这时候需要看到的是：这只是伴随失眠而来的众多不舒服的感觉之一，和浑身发热、心跳加快、心慌出汗、四肢无力等症状一样，都是我们面对失眠时的那种紧张、焦虑的具体表现。正确的做法不是"对症下药"，而是找到症状背后的根源并解决它。当我们为睡眠时遇到的这些现象感到焦虑、恐惧的时候，提醒自己不要对它们采取任何行动，不论是惊醒后无法入睡，还是本身就无法入睡，又或者过早醒来无法入睡……不论这个夜晚多么挣扎，第二天依然要做好自己该做的事情，努力过好接下来的白天，那么伴随失眠而来的症状就不会对你产生实质的影响。

为什么总是做梦？为什么晚上醒来好几次

这两个问题都关系到基本的睡眠常识，所以把它们放在一起解答。经常有吧友提问：

为什么我一晚上都在做梦，感觉根本没有深睡眠？

我从前都是一觉睡到大天亮，为什么最近半夜总醒？

当这些和从前不同的情况出现时，失眠者难免感到惊慌，容易抓住这些小小的问题不放，不断查证、质疑、抱怨，最终让自己陷入更严重的失眠困扰。恐惧源于未知，大多数人对于失眠的恐惧源自以下几个方面的未知。

对失眠缺乏认知。

对恐惧缺乏认知。

对睡眠缺乏认知。

阅读前面的章节之后，我们已经可以相对完整、清晰地勾勒出失眠的样貌；能够理解负面情绪的来源。而对多梦、易醒的困惑，主要因为对睡眠缺乏认知。虽然本书反复强调不要对睡眠采取任何行动，解决失眠问题的关键是过好白天，但是对睡眠的常识性了解仍然很有必要：了解睡眠、理解睡眠过程中的各种现象，能够帮助我们摆脱对睡眠的困惑、紧张和过多的关注。

最近几十年，通过对脑波、体温、循环系统和肢体状态的监测和研究，科学家们对睡眠有了不同以往的认识：睡眠状态下，肢体和大脑并非处于彻底休息的状态；睡眠实际上是个动态过程，睡眠状态下某些身体功能甚至比清醒时更加活跃，消耗更多的能量。

下面我们来了解睡眠周期。

① 入睡

该睡觉了！熄灯、上床、盖上舒服的被子来回折腾几次，终于找到满意的姿势，闭上眼睛。开始的几分钟，有倦意但很清醒，随意想点儿事情，思绪慢慢地变得飘忽，身体也越来越放松……不知不觉地进入睡眠的第一个阶段。这个阶段可以称为"昏昏欲睡"，并非真正的睡眠。此时身体放松，肌肉的紧张感慢慢消失，呼吸和心跳逐渐变缓，体温下降，意识不再连贯。

② 浅睡眠

"昏昏欲睡"几分钟后，一般会进入睡眠的第二个阶段，这是个有些突然的过程，你会在没有预知的情况下进入真正的睡眠，身心更加平静，和外界的连接逐步断开（没有完全断开）。这一阶段的睡眠比较浅，容易被外界的刺激惊醒。

③ 深度睡眠

浅睡眠后，你会进入更深的睡眠中。这段时间你的脑波会变得非常缓慢，通常我们称其为深度睡眠，我们的生理活动、氧气消耗、心率以及血压都会降到一天中的最低水平。处在深度睡眠中的人和外界的连接几乎完全断开，很难被唤醒。如果你在这种状态下被强行唤醒，很可能会眩晕，没有方向感，好一会儿什么都想不起来。这一阶段是彻底的放松和休息。

④ 睡梦

深度睡眠之后，我们会短暂地回到浅睡眠状态，紧接着会进入睡梦状态，也就是快速眼动睡眠（REM）。处于REM状态的人会进入"另一种意识"，产生大量的梦境，身体的活跃程度甚至比清醒时还高，体温、心率、血压等变得很不规律，脑波变动十分迅速，身体能量消耗很快，在某种意义上很接近清醒时的状态，也很容易醒过来。有意思的是，无论男女，处于REM阶段时性器官都会有不同程度的唤起，这并不是因为做梦。

⑤ 循环

几个阶段交替一次共持续约90分钟，之后会"苏醒"片刻，再进入下一次循环，睡眠正常的人在一晚上会进行4~6个循环。在夜晚的前半，深度睡眠会更多一点；在夜晚的后半，睡梦时间会比较多，所以后半夜人们更容易苏醒。

科学研究告诉我们：

睡眠并不仅仅是休息。

每个人都会在夜里醒来好几次。

每个人都会做大量的梦。

每个平常的夜晚，我们真正处于深度睡眠的时间只有三四个小时，大部分时间都是在浅睡眠、睡梦中度过。也就是说，睡眠中至少一大半的时间并非彻底休息，其中某些阶段甚至可能比清醒时消耗更多体力和能量，所以并不是睡得多就休息得好。

有很多失眠者因为在夜晚醒来几次而感觉沮丧，而事实上，每个人都会在夜晚醒过来好几次，只是大部分人都会忘记这些片刻的苏醒，误以为自己一觉睡到大天亮。失眠的人往往对睡眠很敏感，所以会对这些苏醒状态记忆深刻。

也有人为做梦太多而感觉痛苦，觉得做梦影响了睡眠的质量，其实，这只是因为他们对梦境的记忆更加清晰。每个人做梦的时间都会占睡眠时间的1/4左右，如果你觉得自己不做梦，那只是因为你在醒来时把它们都忘记了。

了解了这三条常识，也许你对睡眠的"真相"理解更深。睡眠的整个过程比我们理解和想象的都更加复杂，人类对此仍然在探索中，但是没有关系，既然睡眠中的各个环节我们都很难控制，不妨让睡眠自然地发生，也让失眠自然地发生。

总是早醒怎么办

早醒是失眠人群的多发症状，和入睡困难一样常见。与其他症状相比，早醒看起来更加"特殊"，更让人迷惑。大多数人认为失眠就是夜晚躺下无法入睡，但早早地醒来又是怎么回事呢？实际上，大家提到的"早醒"的具体情况很不一样，我们分两种情况来讨论。

在上一节我们提到过，每个人在夜晚睡眠中都会醒来好几次，有时候记得，有时候根本没意识到。同样，也有很多人在后半夜"早早地"醒来，很快便再次入睡，白天的生活完全不受影响。有人关注到自己的这类"早醒"，感到很困惑，比如吧友"瑶瑶"。

基本每天晚上都是十点半睡，入睡没什么问题，但是夜里三点左右就醒了，大多数情况下是可以再次入睡的，能再睡到六点，起来给孩子做早餐；放假的话，还能继续睡到七点多。自己会比较在意早醒这件事，虽然这并没有影响工作、生活。这周有一天凌晨三点醒了，到五点才睡着，其他几天早醒基本半个小时内就能睡着，睡不着的时候老公就一直陪着我。我没有抱怨，只是想问一下大家：有没有和我情况差不多的？能不能想办法改善一下？

瑶瑶的"早醒"属于正常睡眠现象——能再次入睡，也不会影响生活，这并不是失眠。这种睡眠现象不会对身体和生活造成负面影响，她唯一需要做的就是不去对这种早醒采取任何行动。一旦我们想方设法地想要消除这个现象，反而会引发越来越多的问题，甚至陷入真正的失眠。

还有一部分人早醒之后再也无法入睡，虽然"睡眠不足"的感觉很强烈，但白天的生活都能够正常进行。这种情况说明身体机能没有受到太多影响，既然醒来的时间比平时早了一些，不妨充分利用这段"多出来的时间"，做一些自己想做的事情。归根结底，只要白天的生活不受影响，就不需要对早醒采取任何干预行动；能再次入睡很好，不能再次入睡也没有关系，一日之计在于晨，早醒的人拥有更多的"黄金时间"。

当早醒带来的身心影响让人无法继续日常活动时，才算是真正的失眠。失眠有各种各样的表现，有人入睡困难，有人半夜醒来后无法再次入睡，也有人是这两种症状同时存在。比如在我的个人经验中，只要晚上入睡很慢，第二天一定会很早醒来。在睡吧，早醒是极为常见的话题。

感谢睡吧和组长，在我彻夜不能眠的时候坚定无私地帮助了我。挺过最难熬的一周，入睡不再那么困难了，却出现早醒症状，醒后无比清醒但可以再次睡。这是恢复过程必须经历的吗？如何进一步调整？

这几天都是凌晨三四点或者五点就醒来，睁眼一看手机是这个时间，就会担心睡不着了，然后就真的睡不着，得躺上半小时到一小时才能继续睡。

除了入睡困难，早醒也很可怕，晚上十点睡，凌晨三四点就醒了。

去年突然开始早醒。以前也有过，但过了一周就差不多好了，这次持续一年多了越来越严重，凌晨三四点就醒了，感觉很困却睡不着，基本上每晚六小时睡眠。每天早上六点要起来赶班车，没法补觉。

真正的早醒（无法继续入睡且影响日常生活）是失眠的表现之一，但我们并不需要把失眠的诸多症状都作为特殊情况一个个地特殊应对。正如前文强调的，我们需要做的就是看到这些现象背后的根本原因并调整行动。

午睡睡不着怎么办

失眠人群中也有很多人困扰于午睡问题，睡吧每隔几天就会出现关于午睡的提问和讨论，于是我们梳理、总结了关于午睡的诸多疑问。

① 我们需要午睡吗

午睡究竟对健康、寿命有没有好处？这可是个"南甜北咸"

的好问题，就连研究者们也并没有一个简单明晰的结论，相对肯定的是：

午睡只是个人的习惯，并不是生命的必需品。

很多人离不开午睡，只是因为各种因素作用形成了长期习惯。可能是因为学生时代午休时间长而且无所事事，可能是因为午餐习惯摄入大量碳水化合物导致困乏，可能是一些环境下的强制安排……在一些国企或高校，中午有两三个小时的午休，大多数人都会"眯一会儿"，但我所在的办公室从来没有人午睡，大家去健身房、散步、打台球、一起聊天……一上午的紧张工作之后，任何能放松身心的活动都是一种休息。

午睡会给身体带来益处吗？不午睡会对健康造成损害吗？这些问题并没有标准化的答案，或者说午睡不是必不可少的"正餐"，而是可有可无的"甜点"。唯一可以肯定的是：

纠结于要不要午睡，会对我们造成负面影响。

② 午睡睡不着怎么办

在任何时候强迫自己睡觉，都是不明智的做法。在本章"为什么躺在床上便困意全无"一节提到过：睡不着的时候，如果翻来覆去强迫自己入睡，会产生焦虑，甚至对床铺产生应激反应。强迫自己入睡不仅浪费时间，还会强化对睡眠的恐惧和焦虑，对待午睡也是这样的。

如果睡不着，就不要强迫自己入睡，起来做该做的事情。

很多人认为午餐后如果不睡一会儿，下午就会精神差、效率低，其实这主要是因为食物消化时间太长，身体因为消化系统的忙碌而陷入困顿，解决的办法是在午餐后进行轻量的活动并晒晒太阳，促进食物的消化，激活身体的能量。

　　总之，中午的休息可以非常灵活，很多时候通过午睡并不能很好地恢复体力和精力，不妨试试通过运动、晒太阳、切换工作任务等方式来让身体状态得到调整。如果原本习惯的午睡时间突然无法入睡了，也不必想尽办法让自己睡着，可以尝试用其他方法调整困顿的身心。

总是想起失眠怎么办

　　这恐怕是失眠者最伤脑筋的一个问题。在应对失眠的过程中，内心层出不穷的种种想法是最大的拦路虎。

　　工作的时候总在想失眠怎么办？

　　做任何事情时都会时不时地想到失眠，根本没法专心做事怎么办？

　　怎样才能停下来，不再想起失眠？

　　回到本书前面的章节，仔细阅读关于"应该如何面对负面的情绪和想法"的内容，你会找到这些问题的答案——要知道任何想法都不会对自己产生实质的伤害，如果总是想起失眠，就允许这些想法的存在，不对它们采取任何行动。

　　如果做事情根本无法专心，那也没有关系，我们需要做到的是努力完成自己该做的事，"专心致志"是个很好的目标，而不是当前的必须状态。仔细阅读"转变，势在必行"一章的"失眠，也能做好每件事"这一节，学习一些实用的技巧，让自己更好地与负面想法、负面情绪和平共处。"白熊"不会消失，所有的念头都是当然的存在，允许它们存在，让它们提醒你努力过好每一天，那些无法解答的疑问会在你日复一日地活在当下的努力中被超越。

为什么不失眠了却还是害怕

某天，有吧友问：

组长，在吗？我的睡眠恢复如常，但从来不敢碰触失眠相关的话题。只要换个地方睡觉就会担心，哪天睡得不太好的话，情绪上就得好几天才能调整过来。对于睡眠问题，我感觉心理上一直没恢复，过不去这个坎儿，这是为什么？

这样的疑虑在失眠者中非常普遍，我也问过几乎一模一样的问题，也曾经认为自己可能一辈子都有睡眠阴影。

① 确保自己懂得如何对待失眠

本书从第一章开始就不断重复：

因为人生是不断变化的，所以失眠会不断出现。

失眠一定会再次出现，我们担心的事情一定会再次发生。所以，不论这样的疑虑多么强烈，我们首先要做的还是学会如何应对失眠，只要掌握了走出失眠的方法，即便是再次陷入失眠也依然能够走出来。这，才是解决失眠问题的金钥匙。所以，每次有吧友问这个问题的时候，我都会反问：

如果再次失眠，你会怎么做？

吧友"37度的爱"这样回答：

不让失眠影响自己该做的事情，积极地面对生活。

这就是应对失眠的正确方法。失眠就像一次次挑战，我们会再次失眠，并再次从失眠中走出来，内心的恐惧也会因此减少一分，变得更加坚强无畏。

② 恐惧不是坏事

走出失眠后内心依然有所忌惮，这不是坏事，它会让你懂得谨慎，时时注意努力平衡生活。就像运动员，年轻的时候毫无顾忌地训练和比赛，甚至尝试一些危险的动作，直到受伤。经过长时间的努力康复，终于从伤痛中走出来，内心却依然有阴影，从此学会了谨慎地保护自己，用恰当的方式训练和比赛，更安全也更有效率。对失眠的恐惧也有同样的作用，看似烦恼，实际上在提醒我们更好地生活。

③ 快速走出恐惧的方法

如果害怕黑暗，就让自己置身于黑暗。

我本人一度对睡眠失去信心，即便不在失眠的状态中，依然会在意自己几点睡、夜间的状态、出差订的酒店怎么样……类似的状态持续了很久，直到我建立了睡吧，开始和失眠者讨论睡眠的话题，每天置身于让自己感到紧张的失眠话题之中，并且真的因为这些话题的影响再次陷入失眠，又以积极生活的方式很快走出失眠，这样反反复复几次，不断验证失眠对生活的影响并没有那么大，对失眠的恐惧也就彻底消失了。那些坚持在睡吧服务的志愿者们，也和我一样不再害怕失眠。

当然，在尝试这种"暴露疗法"之前你一定要有所准备：要明白失眠一定会再次出现，并确保自己领会了对待失眠的方法。有位吧友听了我的意见，尝试在睡吧帮助其他失眠者，结果听到对方的抱怨、倾诉后引发了自己的情绪反应，直接导致失眠。更糟糕的是，她之前认为自己的失眠彻底"好了"，实际上并没有完全领悟对待失眠的态度和方法，以致再次遭遇睡眠障碍之后非常崩溃，完全失去了应对的能力，开始不停地抱怨不应该帮助别人，甚至对睡吧产生了怨恨。所以说，这种方法从某种程度上算是条"捷径"，却也有它的风险。

我什么时候才能好起来

回答这个问题之前，首先要讨论什么是从失眠中"好起来"。请考虑下面的问题。

"好起来"是不是就不再失眠了？

"好起来"是不是就不再害怕失眠了？

答案都是否定的，失眠会随着生活的变动不断出现。即使不在失眠状态，关于失眠的记忆还是让自己感到困扰；即使很久没有失眠了，但还是担心自己的睡眠状态，这些都不算真的从失眠中好起来。

什么是从失眠中好起来？

当我这样提问的时候，失眠者往往感到毫无头绪，或者回答得虚无缥缈，比如吧友Ling。

Match："你总是问什么时候能好起来，那么你觉得什么是'好起来'？"

Ling："适应症状，直到不焦虑，不害怕失眠，什么都不害怕，或者是改变自己。"

Match："到底是什么？"

Ling："强大自己，接受发生在自己身上的一切。"

Match："我现在也没有强大到能够接受发生在自己身上的一切，是不是意味着我永远都好不起来？"

Ling："可能是，你是想告诉我我永远都好不起来了，是吗？"

Match："就算不失眠，也没有几个人能强大到接受发生在自己身上的一切，是不是表示没有人能好起来？"

Ling："那答案是什么？"

可以看到，失眠者自己也不知道到底什么是从失眠中好起来。让我们回到本书"序言"开头的一句话：

苦难无法避免，但我们可以选择不被它折磨。

换成和失眠相关的表达，大概就是：

失眠、负面想法、焦虑和恐惧都不可避免，但即便它们存在，我们依然能过好每一天，做好每件事。

能够达到这个状态，我们就已经好起来了。实际上，只要能做到在失眠的阴影下依然努力过好每一天、做好每件事，失眠相关的症状就会快速缓解、消失，整个过程一般是这样的：

遭遇失眠，每天围绕失眠"转圈"，生活和工作无法正常进行。

努力改善白天的生活，让自己尽可能在失眠的状态下依然正常生活。很难，只能勉强完成。

持续改善白天的生活，生活质量越来越高，情绪和睡眠状况开始好转。

保持白天生活的积极和健康，睡眠也逐渐恢复正常。

失眠偶尔还会出现，自己偶尔担心失眠，但依然能够过好每一天。

在承受痛苦的同时依然积极生活，甚至享受生活，这是我们希望达到的目标。至于多久能够达到目标，这取决于自己的所作所为。如果做出彻底的改变，也许一两周就能看到明显的成果；也有些人说一两年都没有改观，这往往是因为没有改变、没有坚持改变。试着把这个问题想成考试的成绩，你问老师："我什么时候才能考到99分呢？"老师会说："这取决于你是否努力学习。"

睡不着的时候应该做什么

在回答"睡不着的时候应该做什么"之前，我们先讨论一个更重要的问题：

睡不着的时候不应该做什么？

试着问自己："我失眠的时候在做什么？"大多数人失眠的时候会在床上翻来覆去，试图强迫自己入睡，这是最常见的做法，也是最不明智的做法。

① 不要翻来覆去地强迫自己入睡

失眠时的辗转反侧，对自己有极为负面的影响。

制造负面情绪。翻来覆去的过程中，焦虑感会越来越强烈，对失眠的恐惧也越来越强烈，有的长期失眠者在这个过程中倍感折磨，甚至绝望到失去活下去的勇气。

第二天会头昏脑涨。许多人抱怨失眠后第二天头晕，这往往发生在无法入睡却一直躺在床上的夜晚之后，如果睡不着就爬起来，过后仅仅是疲惫，很少会头晕。

浪费生命。睡不着，却还要痛苦地躺在床上并且强迫自己入睡，这样的"较劲"不但浪费生命，更会不断地蚕食对睡眠的信心。不妨爬起来，去做自己该做的、愿意做的事情。

失去睡觉的"感觉"。很多失眠者说自己"不会睡觉了"，究其原因，往往是在床上度过了太多清醒无眠的夜晚，以至于一躺在床上甚至一走进卧室就条件反射地变得十分清醒，睡意全无。

回首失眠的日子，最痛苦的记忆就是躺在床上却无论如何也无法入睡时的绝望。有段时间我住在高层公寓，每天晚上都会在床上挣扎着想要入睡，记不得多少次痛苦得想从窗口跳下去一了百了。所以，睡不着的时候不要长时间躺在床上，更不要翻来覆去地强迫自己入睡，那样往往会"制造"出失眠状态下最为强烈的负面情绪。

② 做些有益身心的事

那么睡不着的时候应该做什么呢？我们应该遵循身体的自然反应，既然始终处于清醒状态无法进入睡眠，就让自己做清醒时候该做的事情。当然，半夜时分出去跑步、唱卡拉OK或者和朋友聊天都不太方便，但是完全可以做一些平静的、有益身心的、有点儿难度的、需要专心的事情，比如学习、阅读、冥想、工作、做家务……等到困了再回到床上去睡觉。下面这些选项，都可以加入你的"价值行动库"。

学习或工作。在睡吧，经常看到考生抱怨自己因为失眠而精神不济，为了"养足精神"而花很多时间强制自己在床上休息，因此就更加没有时间复习了。既然睡不着，为什么不从床上爬起来开始学习呢？哪怕听听英语节目也不错啊，失眠的人通常都有很多"无效休息时间"，请不要浪费这些时间。

读一本自己喜欢的、需要些许思考的书。读书是在失眠夜晚最值得做的事情，安静不打扰他人、能够培养心性、又不会让自己过于兴奋。当然，要注意远离那些脱离现实的网络爽文和没有营养的读物，因为它们对身心的成长毫无益处。记住，只有培育身心才能走出失眠。

培养兴趣。前面提到过某位吧友在失眠期间钢琴水平直线上升，就是因为用很多无法入眠的夜晚来练习钢琴（她使用电子钢琴，可以戴着耳机练习）。有位吧友为本书画了插图，她在失眠的时间练习绘画，并且用这些绘画作品帮助了其他人。

练习瑜伽。很多人都说睡不着的时候坐立不安、极度焦虑，根本不可能静下心来做事。这时候可以借助一些方法让自己平静下来，比如渐进式肌肉放松，或者本书提到的适合睡前做的瑜伽……在无法入眠的深夜，这些方法能够有效地缓解焦虑和其他情绪压力，让你在失眠的夜晚有更多的行动选择。

练习冥想。我在无法入睡的时候，都会练习冥想。这是一项很值得拥有的技能，虽然它入门很难，并且需要长期修习。不论陷入多么糟糕的情绪，20分钟的冥想都可以让我彻底平静下来。本书前面的章节讲解了如何进行冥想，你也可以试试。

平静地躺着。从床上爬起来做事的好处很多，但大多数人还是会继续躺在床上"烙饼"，因为在身体疲惫的状态下爬起来实在太难了！虽然，失眠的时候我们应该做正确的事而不是容易的事，但把正确的事情变得容易一些也是很棒的处理方式。比如，躺在床上任由焦虑蔓延显然是痛苦且不可取的，而爬起来做事又太过艰难，那就不妨用自己的方式平衡身心、关照情绪，尽量平静地躺着休息，同样能够缓解身体和精神的疲劳。

把睡不着的时间用在有益的事情上，能够解决很多实际的问题。

缓解焦虑和恐惧。

躺在床上辗转反侧的时间少了，第二天不会头昏脑涨。

生命更加充实，绝望感会大幅减少。

睡不着的时候离开床，这样你的床铺依然是睡觉的地方，不会产生负面的应激反应。

付出了更多脑力和体力，睡觉的时候困意更浓。

③ 白天才是主角

有人问："如果睡不着的时候就起来，睡不着的时候就起来，等困了再回去睡，会不会这样折腾一夜都不睡呢？"

当然有可能。但更重要的是，不管这一夜多么折腾，第二天都要尝试正常的工作和生活，因为白天的所作所为才是保证睡眠的关键。睡不着就从床上起来，充分利用这些时间来充实身心；无论这个夜晚睡得多么不好，第二天仍然积极地生活，这些艰难的决定和行动不仅可以帮助我们走出失眠，更让我们学会承担痛苦，磨炼心性。

失眠之后头晕怎么办

失眠之后感到头晕是非常常见的现象，许多人因此疑心自己得了什么病，但是去医院又查不出问题。

① 为什么会头晕

失眠很少直接导致头晕，真正的原因往往是翻来覆去的时间太长。躺在床上尝试入睡的时间越长，眩晕感就越强烈。

如果睡不着就起来，而不是长时间躺着并强迫自己入睡，就不会导致眩晕。

举个例子，某人躺在床上12个小时，其中4个小时在翻来覆去无法入睡，即便后来凑足8个小时的睡眠，第二天起床也难免头晕；另一个人整夜只睡了3个小时，躺在床上的时间也是3个多小时，他可能感到疲惫，却不会头晕。失眠时强迫自己入睡会造成很多问题，第二天的眩晕感就是其中之一。

② 不再强迫自己入睡

我们应该顺其自然地入睡或保持清醒，如果睡不着就顺应身体的反应从床上爬起来做点儿事情。失眠的时候，身体和精神都处于清醒状态，这时候强迫自己入睡一定会出问题，不仅导致头晕，还会滋长焦虑和恐惧。

多数人在失眠的时候虽然睡不着但还是很不愿意离开床铺，总是觉得多躺一会儿能获得更多的休息。但实际上，对失眠的人来说，休息的"效率"比休息的时长更加重要。睡不着就应该立刻爬起来，利用这些清醒的时间，做些清醒状态该做的事情，等到困了再睡。至于具体做些什么事情，可以参考本章"睡不着的时候应该做什么"一节。

③ 适度的运动能缓解头晕

如果我们躺在床上无法入睡的时间过长，第二天起床后会不可避免地感到头晕。这时候，可以尝试在早起之后适度运动，往往能够极大程度地缓解头晕，并且让自己在接下来的一天充满能量。但是，不论我们用了多少手段，都不可能彻底消除失眠之后的不适感（比如头晕、疲惫），因此要记住之前讲到的：

带着身体和内心的不舒适，努力做好该做的事，努力过好每一天。

怎样才能早睡

"怎样才能早睡？"这个问题难倒了太多人。我们一般认为早睡就是早点儿上床，试过之后就知道不可行，失眠的日子里即使早早上床也没法入睡，或者根本睡不好。而且，对习惯于深夜一两点睡觉的人来说，晚上十点钟爬上床是很难入睡的，如果这个时候强迫自己，十有八九就会真的失眠。

①想要早睡，必须早起

正如失眠的密码是白天，早睡的关键也不是上床的时间，而是起床的时间——要想早睡，必须早起。睡眠是一种需求，夜间需要睡眠是因为白天的活动耗尽了脑力和体力，到了夜晚会非常疲劳，很自然地进入睡眠状态。什么时间能够轻松入睡，取决于清醒时间里体力和脑力的消耗程度：如果起床很晚（例如上午11点），那么到了正常的就寝时间（例如晚上11点）还有很多精力，完全感觉不到困意，往往要继续清醒到凌晨才能入睡。反之，如果清晨6点就起床了，白天处理了工作和生活中的繁杂事物，可能夜晚10点就累瘫到床上了。所以，要想把入睡时间调整提前，就必须比之前更早起床。

②活跃的白天

还有一部分人无法早睡是因为白天没有足够的消耗，在无所事事的白天里体力和脑力消耗很少，到了晚上就很难有困意。而极为繁忙的白天之后，很早就会感觉疲劳，入睡的时间也往往早一些。

这跟吃饭的规律差不多，大多数人都是活动得越多就吃得越多，体力劳动者饭量大就是这个道理。不劳动却吃很多东西很大概率会成为胖子，同样，白天无所事事却让自己睡得很多就会失眠。所以，想要早睡的你，需要度过一个积极、活跃的白天。

③ 每天提前15分钟

提前起床是很困难的，尤其是对习惯睡懒觉的人来说，让一个习惯10点起床的人7点钟就爬起来，他会感到很痛苦。调整生物钟一定要循序渐进，每次前进一点点，每天尝试早起15分钟，过一两周就能够适应早早起床，也能早早睡觉了。

具体的做法很简单：

设定目标。想把入睡时间提前三个小时，那么起床时间就要相应提前差不多的时间。比如现在每天凌晨2点睡觉，希望调整到晚上11点睡觉，那就必须由现在的早上10点起床调整到7点起床。因此你的目标就是提前3个小时起床。

每天早起15分钟。今天是10点起床，明天试着9:45起床，后天9:30起床，以此类推。如果觉得很困难，那就改为每两天调整一次。

白天保持积极、活跃的生活和工作。不管几点起床、几点睡觉，都要积极地把身心能量投入到白天的生活中，否则即使调整了起床的时间，也很难早睡。

困了再睡。不必在意几点睡觉，只要顺应身体的需求。当你的起床时间提前，白天的生活积极充实，入睡时间自然会提前。

用这样的方法，按照自己的节奏慢慢调整，两周左右就可以有明显的变化。有的人觉得每天15分钟太慢，比较着急看到效果，那么尝试对自己"狠一些"也不是不可以——直接把起床时间调整到理想的程度，这样只要经过几天的适应就可以早早上床了，当然过程难免痛苦。

最后要强调的是，无论多么棒的方法，多么优秀的习惯，都要靠你的行动和坚持。

遇到事情就失眠怎么办

不知道从什么时候开始，"遇到事情就失眠怎么办"这个话题每隔一两天就会在睡吧出现，大家总是用下面这些抱怨的话"刷屏"。

只要第二天有特定的事情就会失眠。

一遇到事情就焦虑。

感觉心里有事就失眠。

第二天一有必须要做的事情就失眠。

到了考试周就失眠。

生活中总会发生一些稍微特殊的，或者有挑战性的事情，如果遇到点儿不大不小的事情就焦虑、失眠，这并不是正常的现象。这种情况下，如果你误以为当务之急是消除焦虑、消灭失眠，就只会让情况更加糟糕，因为我们越是盯着失眠、围着它转圈，就越是会深陷其中（参见本书"失眠，来自我们的'精心培育'"一章）。

需要看到的是，陷入这一困境的原因是一个人心智的孱弱和匮乏，对自身的情绪和感受缺乏涵容、驾驭，难有足够的心理能量去解决稍有难度的事情。和身体一样，心智的健康和强壮也需要在不断的"练习"中获得并保持，进而在生命的大部分时间里拥有健康。如果缺乏持续的、规律的、有一定强度的挑战和练习，心智的"肌肉"也会用进废退，以至于在面对生活中的种种变化时，因为力不从心而感到沉重的焦虑和沮丧。

①锻炼心智

"锻炼心智"听起来无比辛苦、无比漫长，其实做起来并不是那么复杂：

在失眠、焦虑的时候，面对疲劳、焦虑、担忧，忍耐并处理好自己该做的事情。

仔细看清楚了，培育心智的做法，其实就是要正确对待困难，即使处境有些艰难，也依然努力做好自己该做的事情。拿锻炼身体的例子来说，如果一个人想要提升体力、耐力，并且选择了跑步的方式，那么跑步中的什么时刻最为关键呢？就是在他感到疲惫，想要停下脚步的时候：此时，如果能够在疲劳和惰性的"围攻"下不放弃，迈开双腿一步又一步地继续奔跑，就能够一次又一次地突破自己的体力限制，提升耐力；如果稍有疲惫就停下来休息，那么提升身体素质的目标恐怕很难实现。同样，如果能够在失眠之后，忍耐一定程度的焦虑和痛苦，按部就班地完成白天的任务，心智就会在这样的考验下有所磨炼，有所提升，我们就会变得更加坚强。同时，失眠之后经过自己的调整和努力，依然能把事情做好，这样的经验对失眠者是重要的正面反馈：失眠不会对生活造成重大影响，所以它并不可怕。这样我们对失眠的恐惧感就会减少一分，正向的反馈多了，失眠对情绪的影响就少了，睡眠自然就能恢复正常。

阅读本书"转变，势在必行"一章"失眠，也能做好每件事"一节，练习在失眠之后身体和精神不舒服的情况下依然做好自己该做的事情。

②需要采取的行动

现在，回头"复习"一下失眠者们关于"一有事儿就失眠"的抱怨，看看应该怎样应对。

如果"只要第二天有特定的事情就会失眠"，那么需要做的就是：不论失眠与否，都照常接受任务。而且无论当天是否失眠，在第二天都要把这个任务完成好。

如果"一遇到事情就焦虑"，那就忍耐焦虑，忍耐失眠带来的不适，不要"围着它们转"，不要为它们采取任何行动，也不要向他人抱怨，此时要做的事情就是：努力处理好手头的每件事情。

如果"感觉心里有事就失眠"，那么就去解决生活中的问题，解决自身的问题，而不是去解决失眠；只要能够直面这些问题，努力寻求解决之道，身心的状态就会越来越好，睡眠自然就会恢复正常。

如果"第二天一有必须要做的事情就失眠"，那么就在失眠之后着手处理第二天必须要做的事情，完成之后你会发现失眠并不可怕。

如果"到了考试周就失眠"，那么就把失眠的时间用来学习，利用好这些清醒的时间，努力提升成绩。在失眠的状态下考出好成绩，下一次遇到这种情况时你的焦虑就会减少，你会变得更加"撑得住事儿"。

③坚持

生活是流动的，我们总会与大大小小的变动和挑战不期而遇，失眠也就无法避免。因此我们的对策不是回避，而是学习应对之道，并且通过不断的练习内化为自身的能力。每次因为遇到事情而失眠之后，都用同样的对策：完成工作和生活中的任务，积极解决自身存在的问题。

　　坚持。

如果你

......

如果你无所事事

学习和工作可以免除一个人的三大罪恶：无聊、懦弱和贫穷。

——伏尔泰

失眠之后，当我们对周围的人抱怨时，大家会怎样回应呢？恐怕大部分人都会对你说："放松，别给自己太大压力。"在失眠者这边，也往往认为压力太大，千方百计地给自己减压，希望借此消除失眠。然而，实际情况并非如此，在睡吧的几万名求助者中，真正因为工作和生活的巨大压力而失眠的人只占极小的比例，而大部分（半数以上）的失眠者是清闲的甚至无所事事的生活状态。大家所认为的压力大，只是一种普遍的感受，往往并非实际的生活有多么艰难。失眠后会感觉疲劳、紧张和焦虑，让我们误以为自己正在承受无法忍受的生活压力，误以为这种压力导致失眠，于是千方百计给自己减压，这是一个循环的误解。

在多数情况下，生活和工作的压力只会导致短期失眠，无所事事才是长期失眠的罪魁祸首。

暂时抛开失眠问题，审视一下自己失眠前后的生活状态，看看下面这些情况是不是存在。如果你正在体验其中的一种或几种，那很可能是你失眠的根本原因。

工作或者学习任务不多，非常清闲。

自己的日子过得枯燥，也缺乏和他人的交流。

每天无所事事，漫无目的地看电视、打游戏。

产后妈妈把带孩子、做家务都交给长辈，自己的任务就是休息。

失眠了，立即减少体力和脑力活动，甚至辞职、退学。

退休之后没什么事情，每天都过得乏味、无趣。

① 睡眠是一种需求

睡眠的根本目的是消除一天劳作后的疲劳和消耗，恢复我们身体和精神的能量。如果清醒时间进行了高强度的脑力、体力劳动，就会产生强烈的睡眠需求，需要足够的睡眠才能重新回到能量充足的状态。如果白天的活动很少，完全没有疲劳的感觉，那么也许四五个小时的睡眠就能够平衡身体的消耗。这也有点儿像饮食，活动量大，饥饿的感觉就强烈，就需要摄入更多的能量；活动少，热量消耗少，摄入食物的需求就小，胃口不佳的情况下勉强进食还会造成消化不良。

睡眠是身体的基本需求，这种需求的强烈程度取决于清醒时间的脑力、体力消耗。了解到这一点，也就明白了为什么无所事事的状态反而更容易失眠，因为清醒时间里大脑和身体的活跃度非常低，一直处于"半休眠状态"，消耗的能量很少，到了晚上就寝的时间难以产生困意，对失眠的恐惧让大脑活跃起来……

更糟糕的是，清闲的日子里每天都有大把时间可以反复地"回味"失眠，纠结小小的烦恼和负面情绪，马力全开地"围剿"失眠，原本缺乏重心、乏善可陈的生活渐渐地卷入到失眠和负面情绪的漩涡中。吧友"阿悠"分享了自己陷入失眠的过程。

我的失眠发生在一个寒假，待在家无所事事，没追剧、没玩游戏，也很少约朋友出去玩。那段时间一心想养好身体，给自己定了作息时间表，还因为一点小事儿看中医，现在回想起来养生养得有点儿过。一开始每天早睡早起还挺好的，后来可能是因为白天没做事，没啥消耗，晚上按时上床了，翻来覆去两个多小时才能睡着，醒得也比较早。其实这也不算什么，可这样持续了两个星期后，我感到有些烦躁，又因为没什么事情做很无聊，就手欠上网搜了"失眠"，看到有很多人说好几天睡不着……

看到这个开头，结局你们应该都猜到了：当天晚上我就没睡着，第二天就开始担心自己要是一直睡不着了怎么办，你们看那会儿我那么养生就知道当时我对健康多盲目、多执着了，我担心睡眠不规律会对身体造成伤害，越想就越害怕，越害怕就越睡不着。再后来就是天天崩溃痛哭，沉浸在痛苦之中，对什么事都提不起兴趣，一心只想治好失眠。

②少睡一些

也许你已经想到了，在这种情况下想要走出失眠首先就要少睡一些。既然当时的身体状况对睡眠的需求很少，就不必要求自己每天都睡满七八个小时。体会并尊重身体的需要，困了就睡，清醒了就起床。

很多失眠者都困惑于相似的症状：一天睡得好，一天睡不好。其实这就是身体的自然反应，头一天睡得多，第二天就没有那么多睡眠需求，就像早饭吃撑了，午饭就不怎么吃得下。在身体的这些自然调节状态中，强迫自己每天都睡得多、吃得多反而是额外的负担。要想每天都能有一致的睡眠需求，就需要强大的自律或者他律，把每天的生活都过得积极、活跃，有足够的消耗。可是，人生是个变化的过程，有时候忙碌一些，有时候相对清闲，睡眠的需求也随之变化。此时，尊重身体的需求波动，自然地调整睡眠时长，反而比一成不变的睡眠要求更能让你远离失眠的困扰。

③ 改变无所事事的生活状态

我们都曾在生活的某个阶段相对放松，比如忙碌大半年之后给自己放个假，高考之后的两三个月彻底放松，每天只是吃喝玩乐……张弛有度的调节是必要的，然而一旦长时间无所事事，现实层面失去目标，自身能力没有提高，人生价值无从体现，就会出现很多问题，其中就包括失眠。这个时候，改变闲散的状态，让每个白天都变得积极、活跃和健康，才是走出失眠的好办法。

当然这并不容易，大部分人对生活方式并没有充分的思考、探索和选择，圈子也比较窄，实质性的改变无从开启，比如家庭主妇、退休人士、重复劳动的在职人士，等等。这里我们给出几个选项，可以试着从这几个方向入手，思考自己该如何迈出下一步。

工作。工作是体现人生价值的途径，养家糊口也好，艰难创业也好，投身公益也好，工作让我们保持活力，积极规划每天的生活。

学习。在任何时候，如果因缺乏目标和方向而动力不足，都可以试着通过学习来探索自身潜力，打开眼界，明晰自己的兴趣和能力所在。当今时代的学习资源非常丰富，可以相对自由地在自己感兴趣的专业方向入门或深造，越来越多的人在中年开始学习另外的专业方向，比如转向医学、心理学，甚至有人临近退休开始学习编程，并且成功受聘。

兴趣。培养一种兴趣，每天安排一定的时间沉浸其中，比如读书、弹奏乐器、摄影、交际舞甚至广场舞。这对老年人尤其重要。老年人退休之后不再有工作来维持节奏，可以通过兴趣让生活变得更加规律、活跃、有张力，兴趣也让人有更多的机会融入群体。

运动。如果你想改善生活状态，但不知怎么入手，不妨从练习一种运动开始。根据自己的身体状况，选择容易上手的运动方式，如果你早有跃跃欲试的兴趣和目标，又不怕挑战，那今天就是开启这项运动的好机会。当然也可以各种运动方式结合。每天都留出半小时到一小时的运动时间，以你能够驾驭的方式坚持运动，并在合适的时机有所挑战，这个习惯能够非常有效地提升你的身心状态。

在工作、学习、兴趣、运动以及你想到的其他有价值的行动方向，一点一滴地坚持下去，就能起到改变生活状态的目的，我们的睡眠也会随之发生实质性的变化。

④ 不必刻意忙碌

值得注意的是，我们重视生活的意义和节奏，但无须刻意把自己变得非常忙碌。用各种各样的任务把日程填满，迫使自己无暇顾及失眠，这绝对不是什么好主意。对失眠者来说，空闲的时间难免会因为想到失眠而痛苦，但应对的方式绝不应该是回避、覆盖或者替代这些痛苦，就像本书前面的章节反复强调的，我们应该容许痛苦存在，并学习与它相处，那是对心性的培育。懂得苦，才懂得快乐和幸福。

也许你已经发现了，失眠其实是生活的试金石：

我对自己的生活是不是满意？

我有没有好好度过每一天？

我在过去的日子里是不是荒废了生命？

失眠的痛苦带来思考，让我们开始问自己这些问题，也让我们更加珍惜生命中的每一天。

如果你的压力太大

上一节讨论了无所事事状态下的失眠，现在我们要说一说压力下的失眠。过于清闲和过大的压力是两种极端状态，而生活就像走钢丝，无法保持平衡就很容易陷入失眠的境地。

在经历突然的变动和压力带来的失眠之后，有些人能够把重心放在当前生活和工作遇到的问题上，当问题一步步解决、压力逐渐减少，这部分人的睡眠就能够恢复正常。而另一部分人的对策是立即想办法给自己减压，千方百计逃避那些给自己带来压力的事件，一心只想着让睡眠恢复，比如：

学生会停止参加有挑战的活动，长期请假，甚至退学。

上班族会减少工作量，休假，甚至离职。

不再接受有挑战的任务，让自己处于"没有压力"的状态

这样想方设法地放松、不再接受任何挑战、消极地回避和等待，其结果是什么呢？他们往往并不能凭借这样的对策走出失眠，相反，随着生活变得消极，睡眠状况也越来越糟糕。所以说，使人陷入失眠的不是压力，而是应对压力的方式。

多数时候，工作和生活中的压力事件会带来短期失眠，但很少成为长期失眠的原因。比如，我们经常会因为一些重要的事情失眠：

即将到来的重要考试。

新换的工作、陌生的人和不熟悉的事。

紧急上线的项目需要加班加点。

新生儿的到来。

一生之中，这些大大小小的事件总是不可避免地发生，往往带来巨大的压力和不可避免的短期失眠。是的，每个人都会遭遇短时间的失眠，这是很正常、很自然的。

然而，突然遭遇失眠后，很多人都不知道如何面对，甚至不愿意承认。他们的第一反应是："我的睡眠出了问题，这太糟糕了，会不会永远这么糟糕甚至更加糟糕？不，我必须消除这个问题。"于是他们开始"围攻"失眠，给自己减压：学业、事业、家庭责任统统靠边站，首要任务是消灭失眠。正如本书"放弃为消灭失眠所做的任何'努力'"一章所述，一旦被失眠左右、为失眠放弃自己的责任，就会越发地陷入其中无法自拔。所以说，这样的做法就是在培育失眠。

吧友"太囧"回忆了自己如何从面临压力到一步步陷入失眠。

2011年6月，我大学毕业，为了爱情跟随男友来到了北方。我是南方姑娘，第一次来北方，各种压力，各种不适应，开始失眠。一开始是同住的姑娘睡得晚，发出各种声音，我就睡不好，再加上刚来北方不适应，感觉很孤独，各种因素叠加在一起，我慢慢发现自己陷入了失眠。现在回想起来，那段日子可能就是我的"青春期"，它来得有点儿晚。彷徨、担忧、压力、躁动……我失眠、冒痘痘，感觉要失控。

面对人生第一次失眠，我尝试了很多办法：回家睡觉，不是说家是最有安全感的地方嘛，所以我尝试回老家休息了一段日子，发现不行；去好朋友家睡觉，根本不行；吃各种保健品，但凡有些功效的，我都会尝试，可能第一次有用，后面根本不行；喝热牛奶，也是第一次有用，后面都没用；最后尝试了安眠药，根本没用。那段日子自己非常难受，情绪很低落。妈妈看到我这样非常担心，自从我提了失眠，妈妈每天起床第一件事就是问我昨晚睡得怎么样。失眠的日子里，我一度想放弃很多东西，甚至放弃自己，总觉得是压力太大了才导致失眠的……

一次又一次压力事件，带来一次又一次失眠，我们必须学会应对。正确的做法是去承受，承受暂时的压力和失眠，把重心放在重要的事情上。失眠了，还是努力复习考试；失眠了，还是努力适应新的工作；失眠了，还是尽心养育自己的孩子……只要我们懂得承受压力，不被失眠牵着鼻子走，那么这样的困境反而会让我们更加清楚自己该做什么，压力甚至可以成为走出失眠、走出误区的契机。我们甚至可以利用睡不着觉的时间去学习和工作，让自己更具走出暂时困境的能力，这样就能进入良性循环，当紧急事件处理完毕，睡眠就会恢复正常。

太囧在接下来的分享里说：

那段时间的自暴自弃给家人带来很多困扰，我突然意识到人不能那么自私，不能只为自己活，也要为家人，尤其为父母考虑。

尝试了各种方法都没有彻底改善睡眠，但也没发现失眠后身体出现什么病变，索性我就豁出去了：一辈子睡不着就睡不着吧，我还得开开心心地生活。就暂且忍着失眠的痛苦，积极生活，这样至少使父母开心，也值了。也许就在那一刻，我在迟到的青春期中慢慢长大，变得成熟了。我更加坦然地面对生活，直面困难和痛苦，学着忍受。后来慢慢地，我能睡一个小时了，后来变成两个小时、三个小时、四个小时、五个小时……被破坏的睡眠节律慢慢就恢复了。心态好了，睡眠好了，脸上的痘痘自然就消失了。第一段失眠的日子就这么过去了。

没错，忍受失眠的痛苦，积极生活，这是面对压力最好的做法。

短期的压力相对容易处理，但有些人需要长期承受巨大压力，比如，医生需要随时面对重要的手术和病例，警察随时随地都要考虑他人和自己的安危，公众人物必须考虑公众的期待以及面对各种各样的诱惑，还有高级管理者、企业家、政府官员等，长期处于错综复杂的关系和事务压力中……长期的巨大压力极有可能导致生活失去平衡，使身体和精神长期透支，带来长期的失眠，这时候一定要读懂失眠的警告，它告诉我们当前的状态出现了问题，需要及时调整。

① 解决实际的问题

当我们说自己压力很大，那往往意味着有悬而未决的事情，让自己走出困境的方法就是去解决实际面临的问题。和吧友Ling讨论时，她提到创业失败留下一堆问题，不知如何继续自己的事业，并且陷入了失眠。这个时候，需要做的不是全力关注失眠，而是全力探寻事业的出路。不管做些什么，先行动起来。

让我们无法入睡的烦恼可能有很多，都是眼下无法解决的问题。试着写下这些问题，会有意想不到的效果。当萦绕心头的问题一一落在笔端，模糊一团的压力也会更加清晰，你至少知道自己有多少问题需要去处理，有哪些重要的事情需要付出实际的行动。

② 有规律地运动

精神压力越大，运动产生的改善效果就越明显。身体和精神是相互影响的，健康的身体不但提供体力，也是智力、精力、毅力和精神能量的基础，而这一切综合起来就是一个人的抗压能力。每天适度的运动能够帮助我们释放压力，"清空"大脑，重新出发；在无法入睡的时候练习瑜伽、冥想，让失眠的时间成为培育身心的专属时间，类似的身心练习对长期处于巨大压力中的人尤其有帮助。

同时，不同的运动方式为我们提供了不同的选择：既可以成为珍贵的独处时间（比如力量训练、跑步、瑜伽），也能成为极好的融入群体的机会（比如球类运动、跳舞）。

③ 尽可能多陪伴家人

如果长期处于工作繁忙的状态，一定会或多或少地忽略家庭，错过周末的郊游、长假的旅行、孩子的生日、结婚纪念日，等等。当我们因为自身的压力而忽略了家人，这不仅是家人的遗憾，更是自己的损失，因为和家人一起度过的时间，能够提醒我们生命的意义；不论在怎样的境遇中，和家人在一起都意味着更加均衡的生活，能够让我们更加从容、更加勇敢地面对压力。

④ 过好每一天，做好每件事

无论陷入多么严重的失眠，我们都可以从现实出发，努力安排好新一天，这也是走出失眠的唯一方法。我们每天都会有付出、有得到，经历平常或者不平常的事，无论处于何等困境，我们都可以从今天开始，从手头这件事开始，努力寻求改善。无论过去多么不堪，未来多么不确定，无论是享受还是折磨，都要试着珍惜当下。

如果你是产后妈妈

产后抑郁是相当多发的神经症，失眠在产后妈妈中也相当常见。记得有一段时间，来睡吧咨询的人里大概有40%是产后妈妈。也许你惊慌失措，内心充满焦虑和不安，但实际上你并不孤单，产后失眠是再常见不过的问题。暂时静下心来，仔细阅读这一节，就能够掌握走出产后失眠的方法。

① 十个新妈妈九个失眠

在行动之前，我们还要再强调一次：产后出现失眠、抑郁是很常见的。产后初期，身体、精神和日常生活都发生了极大的变化，需要应对很多陌生的、紧急的情况，在这样的变化和压力之下失眠实在是最正常不过的事情。

身体变得虚弱。

激素水平发生巨大变化，导致情绪很不稳定。

月子期间通常无法出门，生活空间很有限。

暂时离开工作岗位，再加上有人帮忙带孩子的话，很多时候都无所事事。

新增了一个小生命，抚养孩子的方方面面都需要学习，压力很大。

从前温馨有秩序的二人世界突然消失了。

老人来帮忙，两代人育儿理念存在分歧并引发矛盾。

这些变化，对每一个产后妈妈都是考验。原本身心就比较脆弱，再加上这时候生活中充满了各种各样的突发事件和矛盾，很容易就有一个导火索引发失眠。看看吧友"小E姐"经历的产后失眠。

2016年9月生小孩后，生活状态变化大，和来帮忙的公婆之间出现各种矛盾。我基本没坐月子，对自己身体的恢复程度产生了强烈怀疑。产后身体恢复需要时间和过程，但抚养孩子是立刻、马上的任务，疲劳感逐渐加重、信心崩塌、自我怀疑，甚至怀疑生孩子是个错误的决定——占用自己大量时间、精力，有什么意义？！中间还穿插着搬家、常规检查等杂事，且要承受抗生素治疗的副作用，所以产后头三个月，脾气暴躁，看谁都不顺眼。先生很体贴，为了让我多休息，他承担了照看孩子的大部分工作，公公婆婆也会帮忙。但是我的压力和情绪并没有得到疏解，2017年1月开始，连续两个晚上无眠，虽然接下来的晚上也能睡着，但是多梦、浅眠，睡眠障碍的各种症状全来了。白天黑夜都很焦虑，后来还出现了抑郁倾向，对什么都没兴趣，看到孩子也毫无感觉。

　　孩子刚出生那段时间，我爱人也常常失眠。她本来是个睡眠很好的人，从来没在这件事情上有什么困扰，那阵子生活上也没什么不顺心，可是失眠的状态却持续了几周，"毫无理由"地加入了产后失眠的大军。有些妈妈的情况可能更加"不利"，比如把照顾孩子的事情完全托付给长辈、保姆，自己在产假期间无所事事，日复一日地没什么体力和脑力的消耗，这种情形下就更容易失眠。

　　② 那些产后妈妈不应该做的事

　　之前我们说到，失眠本身不会对身心造成严重影响，但我们往往因为这件事感到极度痛苦。新手妈妈们本来就处于身心虚弱的时期，突然出现的失眠很容易成为"压倒骆驼的最后一根稻草"，让她们彻底崩溃。看看吧友"璇子"的体会。

　　我是产后妈妈，崽崽十个月了。我记得第一次失眠是生完孩子第二天晚上，当时病房里非常吵，我的麻醉药刚撤，行动不便、吃不了东西、喝不了冷水、便秘，心里又烧。之前在麻醉药的作用下我昏睡了一两天，那天傍晚睡不着了，脑袋里面一直想着有的没的……突然，我一下从床上跳起来，开始发脾气说真不该生小孩，好烦！接着我站在窗口吹风，可怕的是妇产科在二十几层，我本身恐高，看着窗外心想："莫非是产后抑郁症？"

我想起之前看过的文章和报道，那些得了抑郁症的人不都是从这样的地方跳下去的吗？我被自己的这个想法吓得直打哆嗦，被老公背回病床。整个病房乃至整层楼都是宝宝的哭声，我烦躁、害怕，一夜未睡。当时还没有想到失眠，只想到原来看到的那些新闻。第二天晚上再次失眠，并且开始对失眠产生恐惧：自己怎么会睡不着了？！恶性循环开始了，我急忙出院，想着回家就能睡个好觉。但是心里还是很害怕，以至于一个儿劲地查资料，把莫须有的症状全套自己身上，一套一个准儿。那会儿全部的注意力都在自己身上，总觉得哪儿哪儿都不舒服，接着又担心这些不舒服会让我晚上睡不着，于是每天花大把时间查阅关于失眠的资料，越查越怕，越怕越查，不敢出门，怕自己死掉，怕自己疯掉。这些念头让我害怕得不能再害怕……

面对失眠，璇子的应对方式实际上对自己很不利，她没有及时地把生活重心放到当下最重要的任务（照顾新生儿）上，却每天用大量时间"研究"失眠，是不是和本书之前所说的各类失眠困境一模一样呢——因为某些生活变动（生孩子），失眠出现了，之后因为错误地对待失眠，让自己的生活失衡得一塌糊涂，于是失眠更加严重。此时应该清醒地认识到：产后失眠是很普遍的现象，并不是什么"疑难杂症"，归根结底都是源自自己的想法和行为。现在就来回顾一下，自己是不是存在以下做法。

为了给自己创造安稳、舒适的睡眠环境而把照顾新生儿的工作全盘推给他人。（放弃母亲的责任并且增加了家人的负担，这样的行为会让失眠的情况更加糟糕）

白天想方设法休息、补觉，减少带孩子、做家务的时间。（实际上，越是减少白天的活动量，越容易在晚上无法入眠）

产假结束后选择继续休养，而不是重新回到工作岗位。（正常上班意味着相对正常的生活节奏，所以恢复工作的妈妈们大多能从失眠中走出来）

因为怕失眠而选择远离孩子，早早地回到工作岗位。（因为担心睡眠而放弃养育责任，这种做法并不可取，对自己也没有益处）

不断抱怨、哭诉失眠的现象及其带来的苦恼。（负面语言不断地强化恐惧、焦虑，让自己陷入自怨自艾的情绪里无法自拔，进一步忽视身为人母的责任）

盲目就医、用药。（把消除失眠作为第一要务，忽略了这种状态下对孩子的忽视和可能造成的伤害）

类似的这些行为不仅严重影响生活，也会损害自己和家人的关系，让睡眠变得越来越糟。

③先恢复自己的身体

从前面的讨论可以看出，产后妈妈的失眠和其他人群的失眠没有本质区别，所以本书对产后妈妈们应对失眠的建议是好好带孩子、好好生活和工作、承担家庭的责任。但另一个必须重视的事实是，产后妈妈的体力、精力、激素水平、情绪状态都还在恢复的过程中，做好这些事情确实是有难度的。这时候，从运动入手，从改善身体和精神状态开始，就是个不错的选择。睡吧管理员Ukino分享了自己的产后经历。

我当时的想法是：失眠后脑袋昏昏沉沉，健康水平每况愈下，虚弱得不知道自己能活到哪天，哪儿还有心情管工作？还让我学习？这不很扯吗？！相信很多失眠的产后妈妈都跟我当时的状态差不多，让我安安静静地去学习，那是天方夜谭。所以，今天我的经验和建议就是：让我们从运动开始吧！

这大半年来，我坚持运动，运动带来的身心愉悦让我更有信心。失眠了也没关系，只要坚持运动，我就能够保持健康；身体状况越来越好，我才有动力去尝试更加积极的生活方式，也就是努力去学习，去工作，去生活！

所以，产后妈妈们不妨通过运动、健康饮食以及户外活动来逐步调整和恢复身体状况，当我们的身体变得健康和强壮，精神也会随之更加活跃、积极，之前虚弱状态下不愿想、不愿做的事情都可以轻松地捡起来。

④ 做家庭的主心骨

能不能做个好妈妈，是能不能走出失眠的关键。每位妈妈都应该问问自己：我有没有真正承担起身为人母的责任？有没有成为家里不可或缺的一员？

和邻居偶然聊起产后失眠，她听说有很多妈妈在生了孩子之后失眠，感觉不可思议，因为她产后忙得不可开交，做饭、带孩子、做家务，半夜还会起来几次……每天忙碌到只要躺下就立刻睡过去，怎么睡都睡不够！当然，这个例子只是建议妈妈们重视承担责任的重要性，而不是说妈妈们越累越好。相关的统计数据显示，相比其他国家，中国的妈妈们更加容易失眠。这主要是因为，许多中国妈妈不需要自己带孩子，有月子中心照顾，有长辈代劳，很多产后妈妈处于被照顾的状态，每天无所事事，长时间地"坐月子"，这种状态很容易酝酿失眠，并且使得妈妈们很难走出失眠。吧友"糖豆妈"就是这样经历产后失眠的。

和过去相比，现在很多产后妈妈生活条件极好，有月嫂、月子中心的照顾，几乎没什么需要亲力亲为的事情，于是有了大量的时间来操心自己的睡眠。操心变成了担心、担心变成了焦虑，加上产后激素水平的变化，失眠就来了。

其实不只是在产后这个相对特殊的阶段，在人生的任何阶段，当一个人无法恰当地诠释和承担自己的生命角色，就必然产生很多问题。比如，妈妈在照顾新生儿这项工作中应该是主导者，长辈只是协助者，妈妈们承担起自己责无旁贷的角色任务，建立良好的亲子关系，有助于自己从产后的失眠、抑郁中尽快走出来。

如果妈妈们把关注和行动的重心放在家人、孩子身上，而不是每天"监控"自己的睡眠，反而不容易被失眠的痛苦牵着鼻子走，更有机会跳出这个恶性循环。在睡吧求助的妈妈中，有一部分表示自己对孩子似乎没有多少爱意，甚至会有一丝怨恨，认为是孩子把自己的生活搅得一塌糊涂，导致自己痛苦、抑郁和失眠。其实，这也是因为她们把过多的注意力放在自己身上，纠结于生活变动期间自身的种种不适。还记得本书"那些焦虑和恐惧"一章"同情和关爱他人"一节开篇所说的吗："当我们只是想着自己的时候，心灵会变得狭隘。这种狭隘的心灵，总是放大那些看似糟糕的事情，带来恐惧、不安和无法抑制的痛苦。然而，当我们开始同情和关爱他人，心灵会变得宽广开放，自己的问题会显得微不足道，感受也会焕然一新。"

做自己该做的事情，不要因为失眠而怠于承担为人母的责任。在每天努力做事的过程中，身心会很快适应新的身份对你的要求，等孩子稍大一些，作息逐渐规律，妈妈的睡眠也会越来越好。

⑤ 具体可以怎么做

以下是一些具体意见，每位妈妈都可以根据自己的情况加以调整，无须强求。只要比自己当前的状态有一点点的改善就好，毕竟新生儿到来后的生活发生了翻天覆地的变化，我们没有必要急着回到"正轨"。

通过运动恢复身体的状态和能力，从简单易行的开始，逐渐加强，如果有条件可以请专业人士制订适合自己的运动方案。

多活动，做家务、带孩子出门、外出活动……尝试在不同的时间、不同的空间、不同的环境中让自己变得活跃、舒适。

不要抱怨。如果暂时没法做到不抱怨，那就试着每天少一些怨言，逐渐让自己的言行积极。回顾本书前面章节讨论的为什么抱怨会伤害自己、伤害身边的人。

产后失眠是极其正常的现象，不应该围绕消除失眠做太多的事。

不要放弃自己为人母的责任，努力做个好妈妈、好妻子、好女儿，用心抚养孩子，积极承担家庭责任。一般来说，妈妈是家庭生活的主心骨，妈妈有权利更有义务去主导孩子的抚养和家庭的规划。

承受失眠带来的焦虑、担忧和恐惧，避免指责和抱怨。失眠的确会带来疲惫、焦虑、担忧等负面的情绪感受。但这些只是想法和感受，不会直接造成伤害。面对这些，只需要学会忍耐，不要绞尽脑汁让自己"舒服"，而要想方设法做好自己该做的事情。

多把关注点放在孩子、亲人朋友，家庭、工作、兴趣爱好上。如果我们对自己的关注过多，那些不适感和坏情绪就会越来越无法抑制。

睡不着的时候不要强迫自己入睡，起来做些事情，比如读点书，准备第二天的食物、衣物，做做拉伸，捡起兴趣爱好，等等。短期内睡得少对产后妈妈的健康并没有什么损害。

⑥ 瑞典精神科就医经历

在吧友"小E姐"下面的这篇分享中，我们可以看到瑞典心理医生对待产后抑郁失眠的方法和态度，从另一个角度来学习如何处理自身的状况。

首先说明，我是个极度自我中心的人。有了孩子以后，我并没有做好生活会发生巨大变化的准备，而且我认为孩子和我是两个独立的个体，不是相互附属的，我更倾向于建立平等的亲子关系。所以，医生对我的心理调整建议主要集中在积极地做母亲，而不是退后。

产后妈妈身体恢复需要时间，但养育孩子迫在眉睫，我们中国人还有坐月子的传统，疲劳、压力、缺觉导致我总怀疑自己的健康状况。因此把调养身体放到首要的位置，带孩子退居其后。可是，这样做对我的状态恢复并没有帮助，焦虑、低沉、失眠日益加重。而且，以上种种情绪和想法无形中屏蔽掉了我对孩子的情感，我只专注于自身，常常怀念二人世界时候的生活。

我："我天天觉得累、没力气，难受。"

医生："那么请告诉我，你究竟有什么疾病？"

我：……

医生："体检了吗？有问题吗？"

我："没有实质问题。"

医生："那你就是没有问题，为什么总觉得自己身体不好？"

我："我没有按照中国的传统坐月子。"

医生："请告诉我，体检报告上哪一项异常？"

我：……

医生："所以，请回答我，你到底有什么疾病？"

我：……

医生："每位新父母都会疲劳、缺觉、压力大，比如晚上睡不好、早上要早起，为什么对你来说，这成了天大的问题？"

医生："坐在我面前的你是位强大的女性，你没有任何健康问题，完全可以担负抚养孩子的责任。女性产后恢复需要时间，我们不是机器，按个按钮就一切重置。为什么不给自己这个时间，拼了命地要求立刻恢复'一切正常'？"

医生中途让我抱起一起前来的儿子，一边和他玩儿一边继续聊天。谈话结束时，她问我有什么感觉，我说累。

医生："你抱了将近30分钟，除了累，没晕倒吧？说明什么？说明你行。"

我："我是不是应该先'治好'自己再去照顾孩子？"

医生："回中国看中医吗？然后呢？你要是永远觉得自己不够好呢？不再回来了吗？这不是解决问题，而是逃避问题。孩子的成长不等人，这个状态继续下去的结果就是你们母子之间像陌生人。

一天不睡，第二天什么感觉？"

我："不舒服。"

医生："再睡不好，什么感觉？"

我："还是不舒服。"

医生："除了不舒服，生病了吗？有不好的想法吗？"

我："没有。"

医生："所以，睡不好会影响你什么？除了自己的感受，什么也影响不了。你把注意力全部集中在自己身上，忽略作为母亲的责任，才会有这么强烈的情绪反应。"

我："每当我看见两两走来的夫妻、情侣时，就忍不住想起没有孩子时的生活是多么美好、安静、充满秩序，永远不会乱糟糟。"

医生："打算抛弃孩子吗？"

我："当然不。"

医生："那么你要明确：过往已经结束，永远无法回去。你要做的是感受你们三个人当下的时光，也许有点儿乱糟糟、不那么安静，但是你会找到其中的美好。"

我决定遵从医生的指导。一开始，我迫切地希望尽快塑造良好的亲子关系，对孩子的反应异常敏感，急切地想要独力承担全部，拒绝他人的帮助，甚至和孩子的父亲、祖父母形成竞争关系，对他们产生强烈的排斥。同时，我又怀疑自己是不是个"正常"的妈妈，自责和内疚越来越深，信心和安全感建立得很缓慢，对自己和孩子的未来充满忧虑。

我："我为什么不像其他妈妈那么爱孩子？我为什么有这么多乱七八糟的想法？"

医生："你看到的所谓'正常'父母，他们没有筋疲力尽、烦躁不安、抱怨孩子的时刻吗？我肯定地告诉你，有。你看到的是被呈现出的最美好的一面，人后的父母都有负面情绪，甚至有恶毒的时候。每位父母爱孩子的方式都不同，不要试图拷贝别人的模式，包括拷贝你自己的父母。世界上没有完美的父母，不要试图追求完美。"

我："我应该放弃自己的一切，投入到孩子身上，这样我才是'对的妈妈'。"

医生："当你完全放弃自我，为了孩子而存在，你真的会快乐吗？多年后，你们真的不会怨恨彼此介入对方的世界太多吗？诚实地回答'你想要成为一位什么样的母亲'，这个问题没有标准答案，每位母亲的答案都是对的。一定要亲自带孩子，他会让你没有多余时间去纠结这个问题。通过不停地跟随他、观察他，你会感受到对他的感情，同时，孩子会引导着你成为一位还不错的妈妈。你和孩子不是拴在管子两端的两个气球，此消彼长，而是套在一起的，所以照顾自己也是照顾孩子的一部分。记住，你是个成年人，带孩子之余，同样需要成年人的生活。去运动，去和朋友喝一杯，去吃顿二人晚餐，这并不是罪过，这是正常的需要。当然，你得自己去寻求平衡。"

在抚养孩子和自己的生活之间达到平衡并不容易，我在两个极端之间摇摆了近半年的时间。现在我的理解是：之前我的生活重心是我自己，有了孩子后，不管情不情愿，重心必须毋庸置疑地转到他身上，重心之外才是我、我和先生的关系还有我们各自的世界。抚养孩子必然花费大量时间、精力，但同时也要允许自己保留一部分空间，时不时地照顾一下疲惫的身心，做些跟孩子没关系的、自己喜欢的事情。照顾自己除了能得到自身的愉悦外，带孩子的时候也更加精力充沛。当然，必须明确，现在年幼的儿子有优先权，不管我多么享受正在做的事情，一旦他有需求，我会立即停下手里的事情，先去满足他。

我："看到孩子对着爸爸或者爷爷奶奶笑，我就浑身不舒服。我把事情全部揽过来，一边觉得自己很累，一边又不想放手给别人做。"

医生："明确一点，你和孩子的父亲、其他照顾者不是竞争关系，你们是互相协作的关系。你们一定要沟通，达成共识，互相理解、互相支持。你当然可以寻求他人的帮助，但有一点要明确：你是母亲，所以对于如何抚养你的孩子有绝对的话语权，祖父母可以提供帮助，但绝不能主导。诚实地回答，如果父亲或者奶奶陪孩子玩儿、喂奶，对他会有什么影响？恐怕没有，婴儿需要的是有人回应他/她的需求，这个人不必须一定总是母亲。你的关注点还在自己身上，所以会产生焦虑、内疚。多想想孩子，从他的角度去看问题。"

医生每次都问我婆婆是否还在帮忙带小孩儿，不厌其烦。她认为，两代人之间必然有观念冲突，而且祖父母没有必须照顾第三代的责任。父母的信心和安全感是在承担抚养责任的过程中逐步建立起来的，如果老一辈参与过多，势必影响父母的成长。我们和爷爷奶奶说了医生的意见，爷爷奶奶逐步淡出。现在，在我和先生有事情需要处理，而爷爷奶奶也有空的时候，会把孩子交给他们。并且，每周日是孩子和爷爷奶奶的玩耍时间。

我："我害怕我这样的状态会对孩子的成长不利。我们看了很多关于养育的书，但作用不大，依然焦虑不断。"

医生："没有一个孩子会照着书上所写的成长。你们只需要跟随他、观察他、感受他，他会教你们如何做家长。没有人能预知以后的事，不要预设未来。努力地当父母、承担抚养责任就是让孩子健康成长的最好方法。"

医生给我的指导意见：做次全面体检，如果一切指标正常，就说明自己是健康的。所有新父母都辛苦，不要放大负面感受。告诉自己：累是很正常的，别的父母也在承受。屏蔽所有关于产后抑郁、失眠、疾病、生死的话题。家人、朋友可以是倾听者、陪伴者，他们的出发点是爱，想尽快帮助我脱离抑郁状态，但安慰和建议往往适得其反，只会让我在自怨自艾的情绪里无法自拔。限制抱怨的次数，不要再和任何人追忆过往是多么完美，那样做毫无意义，只会让自己进一步陷入抑郁。明确父母及其他照顾者在抚养过程中的不同位置，自己带小孩是天经地义的事。最重要的一点是，尽最大努力承担母亲的责任，认真抚养孩子，从而把关注点从自己身上移开，尽可能地去感知孩子。医生给我的指导很具体，比如每天喂几次奶、换几次尿不湿、陪孩子玩多长时间、每周带孩子出门多少次、去什么地方……

如果你孕期失眠

准妈妈和产后妈妈的失眠有些许类似，都是源自身体变化和生活变动。本书前面章节就提到过：当我们遭遇压力、疾病、分离、伤痛、失业等突发事件的时候，生活的平衡被打破，失眠也会随之出现。这些突如其来的变化会发生在每个人的生活中，所以失眠也会反复不断地出现，伴随一生。

许多准妈妈在怀孕之后，身体、精神乃至生活都会发生巨大的变化，这些变化及其带来的压力很容易让人无法安睡，可以说，失眠是在孕期妈妈们身上出现的最为平常的现象。下面这些情况在准妈妈身上很常见。

孕晚期因行动不便，工作和生活上的能力都有所下降，白天的活跃度变低，夜间的睡眠需求也相应减少。有些准妈妈在怀孕后就辞去工作专心养胎，每天都处于休息状态，所以对睡眠的需求很少，这时候如果强迫自己睡很长时间，就很容易失眠。

晚上因为生理原因（尿频或胎动频繁）总是起夜好几次，睡眠总被打断，很容易变得清醒，无法入睡。

怀孕期间激素水平变化，情绪波动比较大，容易陷入担心和焦虑，一旦失眠往往变得异常紧张，从而越发难以入睡。

可以看到，准妈妈的失眠并不是病，而是很正常的生理现象和生活现象，完全没必要惊慌，也不必急于消除这种现象，而应该调整态度，学习如何应对。

① 失眠会对胎儿有影响吗

失眠之后，妈妈们的第一反应就是担心对胎儿会有不利影响，来看看一些准妈妈的想法。

得知怀孕的当天晚上，我开心得没睡好，从第二天往后就变成因为担心失眠而失眠了。后来害怕失眠对孩子发育有影响，再加上我产检一直都是小问题不断，"唐筛"结果是高危，就联想到这些是不是失眠导致的，因此就更睡不着了。后来做了无创的DNA检查，医生给我打电话说胎儿没有问题，我高兴得哭了出来，心里舒服了很多。

2012年到2013年，是我生命中最难忘的一段时间，我惊喜而又紧张地发现自己将要做妈妈。由于孕期的各种不适，以及对整个怀孕过程的不了解，我又开始焦虑、失眠。这次我担心的不是自己失眠，而是宝宝的健康。特别是在每一次孕检之前，这种焦虑的心情尤为明显。

实际上，失眠本身不会对胎儿有任何影响。然而，一旦你急于摆脱失眠，采取一些不恰当的措施，就可能会对胎儿产生影响。

因为失眠而就医、服药。大部分安眠药和抗抑郁药对胎儿有不确定的风险，并且长期来看也对解决失眠问题不利。

不正常的生活。母亲健康是胎儿健康的基础，准妈妈身心的活跃对胎儿的成长很有好处。许多准妈妈一失眠就放弃正常的生活，不愿意做事，所有的时间和精力都用来操心睡眠问题，这会直接降低自己的身心活力，对胎儿并无积极作用。

向家人朋友倾诉、抱怨。抱怨对自己和他人都毫无益处，更会对你们的关系造成压力。长期来看，糟糕的人际关系和家庭环境对胎儿的影响只能是负面的。

所以，影响胎儿的并不是失眠，而是被失眠左右的言行、被失眠控制的你。平时应对失眠的方法在孕期也一样适用，只要准妈妈能够用工作、生活的积极状态来保持身心的活跃，失眠就不会对胎儿不利。相信你已经知道该怎么做了。

② 如常地生活和工作

不要因为怀孕而放弃自己的责任和义务，只要不是剧烈或者危险的活动、对人体有害的环境或者特殊的身体状况，大多情况下准妈妈都可以继续孕前的工作和生活，继续发展事业和承担家庭责任，不必因为怀孕而放弃自己想做的、该做的事情。如果因为特殊的情况必须在家养胎，可以积极承担力所能及的家务，尝试培养各种兴趣，阅读、书法、音乐、绘画、学习育婴知识以及各种学科……这些都可以让生活更加充实、有趣，更有利于胎儿的成长。

③ 不要对失眠采取任何行动

当然，孕期因为自身和外界的双重变化，即使准妈妈践行了正确的态度和方法，失眠很可能还会时不时地发生，甚至在产后变得更加严重。但是没关系，只要正常生活，不被失眠控制，准妈妈们就会安然度过这段特殊的时期。回顾本书"放弃为消灭失眠所做的任何'努力'"一章，确保自己不为失眠采取不必要的行动。同时，要停止抱怨，因为负面的能量对自己、家人、朋友以及肚子里的宝宝都有害无益。

④ 接纳负面情绪

在孕期也要试着和负面的想法、情绪相处，而不是徒劳地想要杜绝或者消除。也许你非常担心"坏情绪"可能对自己和胎儿产生不良影响，但实际上，只要我们不为这些想法和情绪做出任何努力，不试图对它们进行控制、拒绝或禁锢，允许它们存在，允许它们自然地出现和消失，就不会对自身造成伤害。当你对未来感到恐惧、焦虑的时候，试着回到当下做该做的事。

⑤ 保持健康

孕期确实不适合从事剧烈运动，但是适度的运动是有益甚至必需的，准妈妈的身体健康是精神健康的基础。经常外出活动，多散步，多晒太阳，吃健康的食物……只要是健康的生活方式，都是对待失眠的正确方式。孕期失眠或许不可避免，但只要保持良好的生活方式和身心的活跃，失眠的准妈妈仍然可以轻松地守护自身和宝宝的健康。

如果你是被题海包围的中学生

近些年，来睡吧咨询的学生越来越多，不仅有大学生、高中生，甚至出现了初中生。失眠群体日益年轻化，这听起来有些奇怪，其实完全可以理解，甚至在意料之中。失眠是身心状态不佳的表现，是生活失衡的产物。不论是承受巨大课业压力的高中生，还是缺乏目标的、散漫的大学生，他们都很难让自己保持健康、均衡、活跃的生活状态，失眠也就不足为奇了。

初、高中生和大学生的学习状态完全不同；住寝室和住家里有完全不同的睡眠环境；学生在学期和假期又是完全不同的生活状态，不同状况下的学生需要通过不同的方式进行自我调整。这一节我们主要讨论在巨大学业压力之下的失眠现象。

面临高考的高中生出现失眠已经是很常见的现象，考试的压力同样出现在初中生身上，让我们看看当前教育环境下学生生活的主要特点。

以提高分数为目的的课堂模式较为枯燥和压抑。

大量的作业导致运动时间、娱乐休闲时间大幅减少。

按成绩分级排名，同学之间的隔阂增加、交流减少。

在应试教育的大背景下，学生们持续感受到来自家长、老师和同学的巨大压力。适度的压力有利于成长，但是在心智远未成熟的年纪，长期面对过大的压力，却没有得到及时的支持、疏解和引导，对他们当前的成长状态不利，更会限制未来人格发展的丰富和完整。

这个时候，失眠就是敲响的警钟，是孩子求助的信号。但糟糕的是，同样处于竞争压力中的焦虑父母，往往在学生失眠之后无法正确理解和及时支持。惊讶之余，他们一方面不理解孩子失眠的原因，觉得"小小年纪有什么可愁的""现在的孩子怎么这么娇气"……另一方面又对孩子失眠的症状过度关注和忧虑，担心影响上课和考试、影响智力、影响长个儿……这类情况下，家长们的关心和"治疗"，往往进一步增加了孩子的压力，反而使得孩子在失眠中越陷越深。

那么，处于失眠困境中的学生，该如何走出失眠呢？

和对待所有烦恼的方法一样：改变我们能改变的，接受我们不能改变的。失眠之后，学生和家长都需要及时地倾听失眠的"告诉"，重新审视现实的情况、内心的期待与行动三者之间的关系，客观评估压力水平及其合理性，并学习如何去承受这种压力，在不断的学习与行动中逐渐走出失眠的怪圈。就像肩膀上挑的一担水，首先要选择合理的重量，有一定挑战但又不至于完全无法承受；能感受到压力和兴奋，同时保证及时的休息和调整，总之要根据自身的能力不断挑战合理的重量，并在这样的过程中持续刺激肌肉的生长，当你越来越强壮，也就越来越自如。学业压力下的失眠也是一样，最好的做法就是培养良好的生活方式、学习方式，以绝佳的身心状态迎接挑战，做自己该做的事，迈向难关，迎接每一次的胜利和失败……睡眠困扰就会在不知不觉中离开你。

无眠的学生党可以尝试从以下几个方面调整。

① 忽略失眠

失眠是个信号，警示我们当前的生活状态出现了问题。我们应该对信号的提醒有所警觉并寻求改善，而不是花费时间和精力处理这个报警器对我们的"打扰"，那只会让我们进一步深陷危机。学生党也是一样，遭遇失眠时要重新审视自己的学业和生活状态，做出合理的安排并持续地努力、调整和改进。允许自己失眠，允许自己有负面的想法和感受，同时努力学习；必要的时候寻求父母、老师、同学和朋友的意见和支持，用以面对学业和生活的挑战，但不要沉迷于对失眠的讨论，更不要通过不停抱怨把失眠的影响无限放大。

② 保持健康的生活节奏

在睡吧求助的中学生，绝大多数都是走读的，虽然学校宿舍的睡眠环境普遍比不上家里，但是住校生报告失眠情况的却并不多见。还记得军训的时候吗？虽然是睡在简朴甚至简陋的八人间、十人间，失眠的情况却极少出现，军事化的规律生活虽然是一种限制甚至强制，但对保持积极、健康的身心状态却极其有效。试着为自己制订生活和学习的"严格"规划，从早起、锻炼、早餐、上学、放学、晚自习到课余生活，都需要有合理的、明确的计划并努力执行。通过这样的训练，逐渐形成有节制、有计划的生活和学习方式，把遥远模糊的目标形成的弥漫性的压力，转化为一时、一事的明确计划，通过这样的转变让自己变得"强健"，在节奏有力的"奔跑"中"甩开"失眠。

③ 加强运动

用脑多且时间长，同时体力活动严重不足，这是目前学生的通病。这种情况下大脑和身体对睡眠的需求并不同步，成为失眠的助推器。纯粹的脑力活动无法通过睡眠得到充分的恢复，而适度的运动却能让大脑及时"切换赛道"，更彻底地放松。因此，对学习压力下用脑多的学生，需要保持一定的运动量，让脑力和体力的消耗有相互匹配的节奏。晨间运动是不错的选择，时间上相对容易安排，还能调整失眠后的头晕和疲倦，满格开启一天的学习能量。当然运动可以根据自己的需求安排在一天中的任何时段，只要利于坚持。

④ 休息和娱乐

学生当然不是最辛苦的人群，但是每天长时间的伏案，甚至到深夜，在考试和升学的节点恐怕连休息日都没有，这种枯燥的生活对活泼懵懂的儿童和少年来说，肯定比对成年人更难。就像游泳的时候不时地把头伸出水面换气，确保我们可以游得更远，在长时间的学习中，也需要大大小小的休息充电，以改善学习的状态和效率，更避免在持续的学业压力下变得压抑、失去活力。

这里的休息不只是睡觉，还有学习之外的休闲和娱乐，参加集体活动、踢一场球、听音乐、静静地读一本喜欢的书、周末去郊游、和朋友一起逛街聊天……让大脑空闲下来，让绷紧的发条松松劲儿，以保证自己在学业的长跑中坚持下去。

当失眠的警钟响起，试试上面提到的办法，或者用你自己的方式让生活变得更均衡。

如果你是迷茫的大学生

上一节我们讨论学业压力之下的失眠，其中主要的经验来自中学生中的失眠者。其实和成年的失眠人群差不多，学生党的失眠现象也多出现在两个极端的人群中：在过大的压力、过高的期待和关注以及繁重的课业中失眠；在缺乏目标、缺乏指导的散漫生活状态中失眠。前者在中学生中常见，后者在学习生涯的各个阶段都会出现，来睡吧求助的大学生、研究生多为后一种情况，他们常见的状态是：

缺乏目标、缺乏计划，上学有点儿像混日子。

每天窝在寝室，不是追剧就是打游戏。

作息非常不规律，如果没睡够就选择很晚才起床。

不愿意参与学校的各类活动，与群体疏离。

住校生和室友之间缺乏交流，无法把寝室作为很好的休息、放松的场所。

如果一个学生处于以上的某些状况中，就难免遭遇身体上、精神上、学业上、家庭和同伴间的种种烦恼；从义务教育下相对目标明确（升学）、管理严格、行动划一的学习状态，切换到本科和研究生相对自由、较少约束的赛道上，反而茫然无所适从……境况的转变中，失眠提醒我们尚未找到当前适用的生活节奏和方式，所以当下的任务就是了解自己的处境，用行动去解决实际的问题，培养新的习惯和生活方式。

① 寻找并明确自己的目标

没有目标就会迷路。想要到达远处那个山峰，即便翻山过河地走很多弯路，只要能够看到那个目标，就可以回到正确的方向。作为失去了"考大学"这个长期以来的"缺省目标"的大学生来说，茫然徘徊是再正常不过的现象了。在这个阶段如果能有明确的人生目标当然很好，但是对大多数大学生来说，人生的长远规划恐怕还无从谈起，没有目标，也不知道如何寻找目标，总是感到"不知道什么是自己想要的"。

其实，目标（甚至人生的目标）没有那么神奇和玄妙，它不是一个醍醐灌顶的答案，也不是什么绝对正确的选择，它只是或大或小的一束光，照亮你或长或短的一段路。在追逐目标的过程中，我们会不断学习、不断成长，也会不断地改变想法，不断地调整目标、超越目标，甚至走向完全不同的方向。所以无论是短期目标还是长期目标，无论是平凡的愿望还是远大的理想，无论是考好期末考试还是今后成为宇航员，都是好的目标，就连"寻找目标"本身也是很有意义的事。除了抵达目标的成就感和满足感，目标的意义更在于让我们行动起来，学习、尝试、改变，使当下的每一天都充实起来，"有奔头儿"。

② 享受学习生涯

升入大学以后，很多学生还延续着中学阶段的习惯，除了上课和完成作业就不知道该做些什么了。大学生的主要任务还是学习，但是大学校园的环境和中学完全不同，学习内容、学习方式、学习深度和资源都有相当程度的自主性和自由度；在课业之外，围绕个人的兴趣和才能也有很多的社团和活动可以选择。可以说，大学阶段是真正的自主学习、自我培养的开始，大学生有相当大的自由来决定生活的重心，开启个性化的成长阶段，因此要充分利用大学校园的资源和便利，参与更丰富的活动、接触更多的人，在积极、充实的学生生活中为自己创造更多的可能性。我有个朋友在大学里学习地质专业，但他通过选修课程、充分利用图书馆和计算机中心、自学以及参与相关社团，不断提升自己的软件设计水平，成长为高级架构师。

③ 走出寝室

许多大学生习惯于在寝室度过大部分时间，除了上课必须去教室，吃饭、睡觉、自习、娱乐等都在寝室里，这可不是什么健康的生活习惯，也很容易让失眠找上门来。因为长期的生活习惯使人对不同的环境产生不同的条件反射：进入寝室会放松下来想要休息，坐在自习室会感觉清醒专注，来到健身房会有点儿热血沸腾……我们的身体和精神在不同的环境中切换到相应的状态，以更好地满足当前活动的需要。如果在寝室中度过大部分清醒时间，在需要睡觉的时候就不太容易切换状态，难以在睡眠和清醒之间适时过渡。

作为学生，除了休息，其他的时间最好走出寝室，去学习、参加活动、运动和娱乐，适应各种各样的环境并享受变化。

④ 在集体生活中调整和付出

多人寝室环境相对嘈杂，许多学生抱怨室友睡得太晚，自己已经躺下了室友还没有洗漱，亮到凌晨的灯、各种声音和动作让自己很难入睡，甚至焦虑失眠。这样的情况看起来确实有点儿棘手，我们还是先回到心理性失眠的根本原因——对睡眠的关注和一成不变的要求，由此带来的焦虑以及围绕失眠症状采取的种种措施。

集体生活有集体生活的节奏，晚上娱乐、聊天长谈也时有发生。在适应集体生活的过程中，如果把严格的睡眠时间放在第一位，希望获得像在家里自己的卧室一样自由和可控，这样的设想在现实中顺利实现的可能性恐怕微乎其微，极有可能需要用很多的精力进行沟通与协调，不仅自己无法平静、放松地休息，还会显得与环境格格不入，甚至有被孤立的感觉。

所以，只要不是睡得太晚，应该试着让自己跟随大家的作息时间，在合理范围内接受变化，积极地利用这些清醒的时间。如果有的室友作息异常，确实打扰到自己和其他人，不妨尝试沟通、避免抱怨，因为这是集体生活的"必修课"。在融入集体、建立相互之间亲密和信任关系的过程中，试着沟通、协调、影响，用健康的生活方式增进彼此的协调和理解。正如失眠反映了生活中未能处理的压力和危机，需要回到白天的生活中处理和解决一样，集体生活中作息矛盾的处理，也需要在集体关系中调整、付出，以成长的方式超越暂时的困境。

⑤ 按时起床

大学校园生活的强制性有限，某天晚上没睡好，第二天往往有机会"补觉"。这种做法一时顺应了身体的惰性和心理的焦虑、渴求，但是会让失眠期间的作息变得混乱，并不可取。早上补觉的影响往往是：

推迟一整天的时间表，到了晚上也没有困意，于是推迟入睡的时间。

打乱生活节奏，打乱计划。

晚起往往就会造成晚睡，难免陷入作息混乱的状态，所以就算晚上的睡眠有点儿糟糕，还是要尽量在差不多的时间起床，适度运动之后去食堂吃早餐，让自己充满能量地融入校园生活的节奏中去。

⑥ 不为失眠做出任何努力

本书一次又一次地重复：不要对失眠这个现象采取任何行动，而是去改变自己的生活。任何改善失眠的努力都会让自己陷得更深，我们要做的只是从言行上忽略失眠的存在。

失眠终归只是一个表象，当我们改善了自身存在的问题，有了积极、充实、健康的学习生活，自然就能从失眠中走出。希望每个大学生都能找到自己的方向，珍惜学习生涯的每一天。

如果你被噪声困扰

我读研究生的时候，寝室的室友们脑袋发热养了两只猫，一公一母。这两只猫还算乖巧，除了半夜偶尔爬上床之外没什么出格的举动。直到有一天，它们生了四只小猫……这下寝室里热闹了！每天清晨天蒙蒙亮的时候六只猫就开始上蹿下跳地追逐打闹，在这种情况下我失眠了。当时隔壁寝室临时空出来两张床，我被猫咪一家折腾得要死要活，无奈地抱着被子逃过去借住，暂时求得安眠。好景不长，其中一个床位的哥们儿回来了，尽管他个子不高，人也不胖，但呼噜声震耳欲聋，我戴着耳塞也难以抵挡……

那一次，我的失眠持续了两三年，即使后来毕业搬出寝室，即使有了非常安静的就寝环境，我依然被失眠折磨，猫咪们的噪声并不是那次失眠的根本原因，它更像个导火索。

在学会应对失眠之前，噪声很容易"引燃"失眠并让我们深陷其中。

下面一些噪声常常引发失眠。

室友或者伴侣的呼噜声。

不和谐的集体生活环境。

邻居或者周围环境的噪声。

耳鸣（没错耳鸣也是一种噪声）。

噪声确实让人烦恼，但是对长期失眠来说，它只是个导火索。单凭导火索并不会造成什么伤害，我们对失眠的错误认知和行为才是亲手炮制的"炸药包"。回忆一下，你在睡眠被噪声扰乱后是怎么做的呢？

有没有经常向他人抱怨失眠，抱怨环境噪声？

失眠之后，白天的生活、工作或学习质量是不是有明显下降？

是否尝试寻医问药（尤其是出现耳鸣的人）？

是不是控制不住地总在查"失眠怎么办"？

是不是因为被打扰而和室友、伴侣或邻居闹得不愉快？

是不是每天都围绕这个事情（噪声、失眠）转圈？

这些围绕噪声、围绕失眠的所作所为，不断地培育着我们内心对噪声和失眠的恐惧。一旦我们被这些烦恼所左右，就会随之进入恶性循环。试着回忆一下，这一切刚刚开始的时候，是不是没有那么糟糕？只是在某个晚上偶然想道："我会不会被吵得睡不着？"这个念头让自己有些担忧，当天晚上真的没睡好，而接下来的所思所想、所作所为都在不遗余力地放大这个念头，内心的恐惧不断滋长，直到无法抑制。

现在我们看到，噪声这个导火索其实并没有那么可怕，可怕的是我们的一言一行制造的"炸药包"。好在，没有什么是固定不变的，既然看清了自己的想法和行为是怎么引燃"炸药"的，同样也可以亲手把它熄灭、移除——只要一点一滴地调整行为，通过正面言行改善想法和情绪。

我们的言行会逐渐改变自身的想法和情绪。

理解了这点，面对任何困难的时候都能找到出路。只要开始做出实际的改变，这些围绕着噪声、围绕着失眠不断纠缠的念头就会停止"滚雪球"，负面情绪失去养料，最终会像乌云一样渐渐飘走。

尝试下面这些做法。

① 在言行上"忽视"噪声和失眠

这里的忽视，是在言行上有意地忽视，而不是消除想法。很多人会说"我实在放不下"，这种说法表示你试图控制自己关于噪声、失眠的想法和念头，这不是正确的方法。我们能做的，唯有允许想法的存在，同时改变自己的言行。

停止对噪声、失眠的任何形式的抱怨和讨论。

停止上网搜索"怎么办"。

停止寻医问药。

停止因为噪声问题而与室友、伴侣或邻居长期对立。集体生活中的噪声问题尝试沟通解决。

围绕着恼人的噪声，你已经做了很多。请暂时停下来，只要停下来，对噪声的恐惧就不会再增加。

② 提升白天的生活质量

当然，我们要做的不仅仅是停止对噪声、失眠的纠结和抱怨，更重要的是提升学习、工作和生活的质量。失眠后，纠结于睡眠不足，为此消耗了时间和心力，导致生活质量下降，认为噪声和失眠让生活一塌糊涂，内心更加恐惧和绝望。只要我们暂时停止与失眠"搏斗"，转而积极改善生活状态，随着身体和精神状态的提升，就会发现失眠并没有给自己造成什么影响。这样的行动会逐渐改变自己的想法，使自己认识到失眠并不可怕，对噪声的恐惧也会随之缓解。正如我们用自己的所作所为"培育"了对失眠的恐惧，让这个"雪球"越滚越大，现在我们要用言行和体验来矫正评估噪声和失眠的影响，融化那个巨大的"雪球"。

③ 充分利用睡不着的时间

本书前面章节已经讨论过这个问题。被那些恼人的噪声吵到根本无法入睡时，不要徒劳地强迫自己入睡。既然清醒了，就做点儿有意义的事情吧。如果你在宿舍里不便开灯，就掏出手机来看电影、听英语、读论文、写情书、玩游戏……用睡不着的时间做自己喜欢的事，变焦虑为快乐。如果你在家，可以打开灯读书、写东西、学习、冥想，也可以做做家务，准备第二天的早餐、午餐甚至晚餐……找点儿有意思的事情，或者待完成的任务来做，不要荒废睡不着的宝贵时间。

④ 坚持下去

当然以上的改变都不是容易的事情，并非一下子就能做到，和面对其他困难的任务一样，我们的策略是每天改变一点点，持续地改善，把目标溶解在过程中。就像跑马拉松一样，没人能够一开始跑步就挑战几十公里，但只要用正确的方法坚持练习，每天多跑一两百米，经过半年到一年的训练，跑半马或全马并不是难以企及的事情。对噪声引发的失眠也一样，坚持上面的做法，不断地调整自己的言行，很快你会发现噪声已经没有那么容易引起你的"连锁反应"了，也就没有那么难以忍受。再过一段时间，你会发现噪声在你的生活中已经变成一件小事，甚至被淡忘了。

如果你面对疫情

2020年2月，睡吧的求助者数量激增。不仅仅是新来的求助者很多，还有相当数量曾经走出失眠的吧友再次受困于睡眠问题。

求助组长，我是一名大学生，因为疫情停课而变得无所事事……

我从疫情初期开始失眠……

因为疫情，最近一个月都赋闲在家，难免和爸妈有口角争执……

节后复岗就开始失眠。在基层，每天面对各种各样的病人，防护品只有口罩、工作服，隔离效果难以保证，担心把病毒带回家。家里两个孩子，总是担心一旦感染会影响孩子上学。非常时期，每天都紧张，回到家各种洗，还是担心，晚上都睡不着。

上次失眠已经过去两年了，一直都挺好的，直到这次疫情暴发。家人有点儿咳嗽我就担心是不是感染了肺炎，前天凌晨三点才睡着，昨天更是一整夜心慌不能平复。

对大部分求助者来说，失眠并非因为疫情的直接威胁，而是对新冠肺炎疫情阴影下突然改变的生活方式无法快速适应。疫情之下相互隔离的生活与以往确实有些不同，但也并不比一生之中面临的其他困境更具特殊性。许许多多类似的经历和特殊的时期都容易导致失眠，比如产后、住院治疗、考研的封闭学习，等等。每个人都必须学习应对生活中的这些情况，设法安然度过一次次困境。

睡吧有句箴言："失眠是当前生活状态的体现。"我们的生活现状、生活态度和身心状况，决定了睡眠好不好。疫情初期，有一部分人居家隔离，对群体来说，这样的做法有效遏制了病毒的传播，对个体来说，以下变化在所难免。

每天接触到大量负面消息，心理压力大。

活动空间极大地缩小了。

缺乏计划，每天都不太明确什么时间要做什么事情。

缺乏任务、缺乏刺激、缺少活动，身心的活跃程度降低。

无法回到工作岗位上，无所事事。

缺少阳光和新鲜的空气。

人际互动大幅减少。

如果没有有效的应对策略，这些现实问题会逐渐影响我们的身心健康，甚至导致失眠。回想一下，你当时的生活是不是这样的呢？

在集中隔离、居家隔离的状态下，由于空间上的强制性限制，使得很多失眠者即使践行正确的态度和方法，也难以在短时间内恢复积极的日常生活、活跃的身心状态，更无法恢复睡眠。

不好的事情发生的时候，很多人会有一种倾向，认为这种状态会一直持续，比如疫情。在人类历史上，再严重的疫情也不可能一直持续，但是我们在等待它结束的艰难又漫长的时间里，常常会心生绝望，觉得隔离的状况没个尽头。再比如热恋中的情侣，总会信心满满地认为会和对方相守到海枯石烂。身陷失眠的人也是一样，十有八九都会反反复复地沉入忧虑：这辈子一直失眠怎么办……其实，这都是我们处于某种环境、某种情绪状态时的想法，甚至幻觉。实际的情况是，无论困境还是顺境，都不可能持续不变。所以，当前的疫情状况也一定会改变。

当疫情得到控制，大家可以走出家门，重新开始工作、锻炼、娱乐，把久违的火锅吃到尽兴……那时候，大部分人的睡眠都会自然而然地迅速恢复正常。不过，即使是在隔离的非常时期没办法彻底走出失眠，我们也能让自己的日子好过点儿。

有计划地度过每一天。越是在生活规律被打乱的情况下，越要规划自己的生活。把自己每天要做的事情计划好，尽量有条不紊地一一完成。起床、学习、工作、运动、吃饭、娱乐……保持和日常上学、上班类似的节奏。陷入焦虑和恐慌的时候，熟悉的节奏能把我们拉回到计划中来。

尝试更长时间、更多种类的运动。整天都待在家里，最大的问题是身心的活跃度不足。我们不像工作的时候那样上下班通勤、在办公室间走动、出门午餐和散步……结果就是一整天处于半活跃甚至不活跃状态，能量消耗不多，到了该入睡的时候缺乏困意。所以，如果你以前日常运动半小时，那么居家期间就增加到一小时。运动不需要一次完成，可以分开不同的时段尝试多种运动方式，跳操、瑜伽、平板支撑、呼啦圈、七分钟有氧，等等。根据自己的需要来规划运动时间，比如我居家办公的时候会在早、中、晚三次运动，每次20分钟。

坚持工作和学习。居家生活不仅需要体力活动，还需要脑力活动。如果你一直希望掌握某项技能，或者完成某件事情，那么居家这段时间不正是好机会吗？有大把的时间阅读、写作、学习一门新的学科、练习某项技能……比如一直想提升英语水平的人，居家期间可以从看一部英语电影开始，反复看几十遍，直到每一句台词都能倒背如流。

开发兴趣和娱乐。居家隔离是发展业余爱好的好机会，但很多人因为焦虑和恐慌而没有"心情"去做自己感兴趣的事。此时，不要成为情绪的奴隶，允许恐慌、焦虑和各种负面想法的存在，同时去发展自己的兴趣爱好，做自己喜欢的事情。喜欢看电影就可以每天看一部；喜欢画画就每天拿出一小时来专门练习；喜欢音乐就可以每天傍晚练习乐器；喜欢玩游戏就更好了，只要不花太长的时间，玩游戏在某种程度上可以让自己更加活跃和专注。

停止为失眠做出任何努力。每天花很长时间查"失眠怎么办"，逢人就抱怨睡不好，尝试各种"治疗"失眠的方法……这些行为对失眠者没有任何好处，只要停止做这些事情，失眠就不会变得更糟。只要放弃为失眠现象做出的种种努力，让自己回归正常的生活中，待疫情的威胁缓解，社会正常运转，你的睡眠也会自然地恢复正常。

在特殊的时期，接受现实并行动起来是最重要的，也许我们缺乏活动的空间、缺乏做事的热情，但只要身体还健康，就可以尽量去做现有条件下可以做的事情，通过行动来调整想法、改善情绪。

一直在睡吧帮助失眠者的几个吧友志愿者分享了自己的"闭关"经验。

吧友Ukino：宅家日记

春节放假期间，疫情全面暴发。禁止聚会、禁止出门，天天在家除了带孩子就是吃了睡、睡了吃，脾气变得暴躁了，经常跟老公急。除了学习、运动没有间断，其他的事情都因为憋在家里而停滞了，没几天我就感觉到睡眠质量开始下降，迅速接收到了失眠兄传来的信息："亲，你最近生活不规律哦。"我赶紧做出调整。

每天列出当天要做的事情，必须完成。

做一篇VOA听力。

运动。

打扫卫生。

阅读一小时。

趁娃睡觉，看会儿综艺乐和乐和。

带孩子做早教中心布置的亲子作业。

以上就是举个例子吧，每个人可以根据具体情况适当调整。规律的生活让我迅速感觉到了强大的效率：四天看完了一本书，听写稿一大摞，每天都做瑜伽，没事就拉伸……没几天我的睡眠就好了。所以呢，失眠是来监督我的，督促我过高质量的生活，让我的每一天都充实而有趣。它有什么可怕的呢？

吧友Murano：前线生活

因为疫情，我一直在一线出诊。每天，来就诊的发热患者把我围得里三层外三层。我每天穿着隔离衣，带着护目镜，登记患者的相关信息。当时天气很热，我每天都汗流浃背，护目镜上布满水雾，模模糊糊地能凑合写字就不错了。

近期，确诊病例越来越少，治愈病例越来越多，但是我们的压力并没有随之减轻。我所在的医院已经组织了第四支医疗队伍奔赴武汉一带，我和一部分同事继续镇守本地的发热门诊。就在这个时候，我失眠了，躺在床上看着天花板度过了一个又一个夜晚，尽管很疲惫，但我没有丝毫困意。当然，我早已明白持续的失眠是自己营造出来的一种状态，也知道不应该针对失眠的症状做任何补救的措施。

这次疫情期间，我们医务人员承担着比较大的压力，每天工作时间很长，也没办法回家休息。上周一我和十多位同事被派到机场进行支援，驻守这个比较危险的关卡，监测乘客的体温，将发热人员带下飞机进一步检查或隔离。

每天都很忙碌，都很累，自己都不知道下一步要做什么。晚上有时候能睡着，有时候则彻夜难眠，每天看着跳动的疫情数字感到很揪心，辗转反侧的夜晚我会爬起来写关于疫情的科普文章。我知道，许许多多的吧友都想着同样的问题："今晚能不能睡得着？"对我来说，释怀是最好的选择，我也希望你们能够释怀。因为在这场抗击疫情的战斗中，失眠是再正常不过的事。

此时此刻，工作岗位上的我很疲惫，但我不认为在这样的大白天里应该为失眠采取什么补救的措施，尤其是在眼下整个机场的医疗服务人手不足的时候。

希望看到我这篇文章的你以及失眠的你们，抛开心魔。生活里不是只有睡眠，而且你看，连医生也是会失眠的。

吧友"丁香妮"：来自老师的意见

在疫情期间关于睡眠的一点建议。

不要关注失眠。怎么才能不关注？把注意力集中到生活中去，对失眠的恐惧也会渐渐淡化。

不能出门的情况下，安排好工作和学习，无论是短期的还是长期的。

用心生活，早餐、中餐、晚餐都用心去安排。

把家里收拾干净，照顾好你的花花草草。

睡不好的情况下还要做这些，真的有点儿难，但是你得坚持。焦虑、恐惧这些都是因为你太关注失眠，是你自己"养"起来的。只有回归生活，一切才能回到该有的样子。最最重要的一点，失眠好了并不代表永远不再失眠，而是即使失眠了第二天还是该干啥干啥，即使失眠了也不为此焦虑、痛苦。

吧友"小蓓"：来自武汉的声音

坐标武汉。1月22日晚上，网上就流传着武汉将要封城的信息，我一直刷手机，直到深夜两点多官方发布武汉交通管制的公告，彻夜未眠。天刚亮，家人就提着推车去买菜。

接下来我就进入了彻底的自我隔离期。客厅的电视从早到晚都播放疫情消息，社区广播也不断地重复宣传着。父母还没有意识到疫情的严重性，有时候耐不住性子硬要出门，我每天的主要任务就是对家人进行科普，监督他们不要出门，教他们正确的消毒方法，除此之外就是让自己吃好、喝好、睡好，增强免疫力。那段日子偶尔会失眠，但来不及顾虑，内心更多的是对自己和家人的担忧，每次有一点点不舒服，就会担心自己被感染。

熬过了两个星期的潜伏周期，随着对疾病认识的深入，我的心慢慢地平静下来，开始自我调整。

调整作息，适应环境。我们生活在大家庭，大家既要相互尊重，也要彼此包容。今年在婆婆家过年，很多亲人聚在一起，晚上

11点家里还是很热闹。因此我调整了作息习惯，每天晚上12点睡，早上9点起床，下午再睡1个小时的午觉。

运动打卡。生命在于运动，虽然不能出门，但仍然可以坚持运动。我在抖音上找到直播课，每天晚上会跟着练一小时的瑜伽，并且坚持打卡。看到自己每天的成长，感到更加有动力。

工作。我是一名班主任，从2月10号开始线上教学。每天的事务比较琐碎，早上批改作业、备课，下午处理班级事务、互动答疑，周而复始。工作让我的生活重心很快发生变化，不再过度关注疫情、关注自己，生活也变得更加有序。

学习、阅读。这场疫情在短期内必然给经济带来一定冲击，很多人都感到了莫名的压力。但是，疫情终将过去，我们只有保持学习、不断提升，才能更从容地面对新的挑战。接下来会有一些考试，所以每天睡前我会看看网课或者刷刷题，保持学习的状态。

关注疫情。我会关注疫情动态，但不会过度沉迷，不信谣、不传谣，凡事要有自己的判断。我每天花30分钟左右的时间看新闻，了解疫情动态，情绪低落时，还会有意选择一些积极的信息，让自己开心一点。

改变你能改变的，接受你不能改变的。我们不能出门，但是我们能做的事情很多。

一起加油！

睡吧手记 | 那些睡吧教会我的

费宝

　　2016年，我加入睡吧。那时正面临着巨大的工作压力，我得到了一个很好的机会，觉得从小到大的梦想都在冲我招手。可是走向梦想的脚步磕磕绊绊，困顿无比。我雄心勃勃但积累不够，没有助跑就想起飞。更重要的是，对未知的恐惧让我还没开始施展就已经被失眠所困。开始是彻夜不眠地工作，后来变得害怕睡觉，再后来躺在床上都成为一种负担。每天被睡眠问题绑住，心里只有一个念头："怎么办？我甚至已经不会睡觉了！"我不得不停下工作，开始慢慢处理失眠问题，尝试了很多办法：泡脚、听音乐、冥想，甚至去看心理医生，但都收效甚微。那时候我认为：没办法好好睡觉就一定没办法好好生活。

　　人类有三分之一的时间都在睡眠中度过，而我"失去"了它。

　　一个失眠夜，我在网上继续漫无目的地"找办法"，就这样发现了睡吧。那晚，我把组长所有的文章都读了一遍，天亮的时候，我决定试一试。

　　就这样，我漫长的康复之路开始了。2016年的下半年，我每天都在重复做几件事：工作、健身、生活。就像是努力把溺水的自己救出来，我需要好好锻炼身体，我需要好好生活，我需要好好工作。从忍受到接受，周而复始。

转机来了。我永远记得那一天，虽然前一晚只睡了不到三个小时，第二天的工作表现却非常不错，下班回到家已经快十二点，我躺在床上，闭上眼睛立刻陷入沉睡，几乎没有一刻的停顿。我不想用"有史以来睡得最好的一次"来形容那晚，事实上，我当下很清楚地知道：无论失眠与否，我都会拥有崭新的、健康的明天。

慢慢地，坚持再坚持，坚持再坚持，坚持到已经忘了坚持的目的之后，我康复了。2016年结束了，这场漫长的自我博弈也告一段落，我感到既沉重又轻松，就好像是误入魔鬼森林，被摄魂怪亲吻了额头。失眠的时候，我一度怀疑自己轻度抑郁，甚至觉得活不下去了。我的青春期过得坎坷跌宕，但是那些外部的困难并没有难倒我，没想到却被失眠彻底束缚住。

对失眠的人来说，夜晚就像是一汪小小的池塘，人在其中，非但不觉得天地宽广，反而束手束脚。庆幸的是，不管是池塘还是水沟，我游了出来。从此拥有自己想要拥有的夜晚，也拥有努力生活的白天。

2016年之后，已经恢复状态的我，在睡吧分享了我的"成功经验"后便离开了。2017年，我收到某自媒体公众号的留言，他们希望采访失眠人群，我通过采访的记者了解到，睡吧目前志愿者寥寥，组长经常分身乏术。当时心下一动，我觉得我也许可以做点什么。我通过豆邮联系了组长，从此成为睡吧的一名志愿者，直到今天。

成为睡吧的志愿者，我感到既庆幸又骄傲。我们这二十多个人从未谋面，年龄不同，职业各异，分散在世界各地，但在这四五年的时间里，大家不间断地维护着睡吧版块和公众号，发表文章，给失眠人群写评估。我曾问过组长："有句话说，'凝视深渊过久，深渊必将回以凝视'，长期面对失眠人群，不怕再次失眠吗？"组长的回答我至今记忆犹新，他说："这没什么，我已经被凝视过好多次了。"

在不断地互动、无数次地提问和回答、长期面对"浩浩荡荡"的失眠人群之后，我对失眠的理解又多了一层——它让人在审视这个世界时，多了一层悲悯。甚至可以说，有了这段志愿者的经历，我才开始真正了解睡眠，理解失眠。我感谢这段经历，但很少与人提起，并不是难以启齿，而是它弥足珍贵——我获得了一次又一次自我审视的机会，亦在助人之后，获得了不以自我为中心的快乐和幸福。

希望每个读者都能有所获得。我们不会说失眠可以根治，但失眠会来，也注定会离开。我们想帮你认识和改善的不只是失眠，还有你的生活。失眠和困苦一样，只是必经之路。而幸福，它永远都是一条上坡路。

最后，谢谢组长，谢谢大家！对于经历过的一切，我心存感激。

顺境安逸，般若无缘

Ukino

走出失眠两年多了。我时常反思：我是有多么大的福报，才得以遇见睡吧呢？我不敢懈怠啊，不敢浪费啊！我必须回馈在无尽的黑暗中点亮灯塔为我指引前路的人，因此我选择成为管理员，常驻睡吧，帮助失眠者。

2017年年底，我陷入了产后失眠。幸运的是，两周后我在网上搜到了睡吧，求助并完成了睡眠评估，之后得到组长和志愿者们的回复和帮助。那些热切的回应改变了我的命运，到现在都还时常在眼前闪现。走出失眠的过程异常艰辛，回望时，我已获重生。是失眠造就了全新的我，充满生机和智慧、热爱生命、热爱生活的我。每个人都希望一生顺风顺水：顺利考个好大学，顺利毕业找个好工作，不断升职加薪，顺利谈恋爱、结婚、生子……以前我也羡慕那些一帆风顺的人，直到走出失眠以后，我再也不羡慕了。就像组长在书中提到"烦恼即菩提"，我们成长最快的阶段，都是最困难、最不顺利的时候。

"言行改变想法和命运""我们无法避免苦难的发生，却可以选择不被它折磨"，我对组长的这些理念理解得很透彻，正确的一言一行是走出失眠以及其他烦恼的根本途径，下面就举几个发生在我身上的例子。

我是典型的讨好型人格，生活于我苦不堪言。我会因为同事今天没叫我一起吃饭而担忧：是不是我做错了什么事让他不愿意理我？我会因为朋友的一个眼神而怀疑自己哪句话说错了，然后什么也干不了，一次次地回忆我们之间的对话，甚至给对方发"是不是我哪里做错了？如果有的话抱歉请原谅"之类的信息，简直卑微到尘埃里。下班回家后也郁郁寡欢，跟爱人抱怨，甚至请爱人帮忙分析对方的心理……

　　走出失眠后我明白了：可以担忧，可以在意，但是不要围着这些"担忧"和"在意"打转。现在有时也会遇到类似的情况，心里也冒出各种各样的想法，但是知道它们在那里就好，然后继续忙手头的事，忙完了回过神来，这些情绪和想法早已不知所踪，这就是组长说的"暂时承受这些情绪，忍耐，然后回归当下"。经过无数次的练习，不管是讨好型人格、抑郁症、强迫症，都有逐渐缓解的可能性，因为这些所谓的"人格""症"，不都是自己经年累月的言行培育出来的吗？

　　我是吃药困难户。别人吃药可以一大把塞进嘴里，喝口水轻轻一仰头就咽下去了，对我来说吃药却像是要我的命。不管药片多小，我都必须一粒一粒地吃，还每次必呕。吃药时我都会跟身边的家人抱怨一番："为什么我吃药这么费劲？我喉咙管细吗……"抱怨完了，把药拿在手里欲吃还休，在口腔里寻找放置药物的最佳位置，吃一次药耗费半个小时。

　　走出失眠后我摸索出一个道理：组长的理念并不是只能用在失眠上，而是生活中的所有烦恼都适用。后来有一次我吃药，像乌鸡白凤丸那样的满满一袋小颗粒，以前这种药是最容易让我恶心的，因为一粒一粒吃要吃很久，稍微多放几粒就会呕吐。那天我实践了新的方式：倒出半袋药粒，一句话不说倒嘴里，含水咽下去，虽然也干呕了，但是没有想象中那么不舒适。之后爱人还问我："你啥时候吃完的？还以为你要找我念叨念叨呢？"从那之后，吃药一次比一次顺利，现在一大把一起吃也不呕了。

我信佛，以前觉得就是为了避灾避祸，保一家老小平安喜乐；不太明白什么是修行，总以为高僧大德坐在寺庙里诵经念佛才叫修行。现在我明白，修行就是在每天的生活中好好做每件小事，好好说每句话，善待他人，尽自己的义务，承担责任。日积月累的善知识、善能量会让我们更有慈悲心，不再执着于自我，更有智慧去接受命运的无常，接受生老病死和烦恼苦痛。

困境中，能力会增长；苦难中，智慧会增长。所以顺境时不得意忘形，因为与般若无缘；逆境时不灰心沮丧，因为是增长智慧的时机。不管生命经历了什么，都是你参与的结果，痛苦的人和快乐的人的最大区别，不是经历不同，而是经历时做了什么。

所以，失眠的朋友们，如果你能看到这本书，相信我，你是有福报的人。按照书中的意见去行动，你收获的绝不仅仅是好睡眠，还有面对今后漫长生命中的苦难的智慧，这是幸福的根基！

最后，感恩睡吧，感恩组长Match。

感恩失眠和逆境。

睡吧手记 | 源自内心的，才会流进心里去

素心

没失眠过的人不知道夜有多长。

作为一名精神科医生和心理治疗师，我帮助过许多来访者改善睡眠问题。谈到失眠，那些来访者的样子历历在目，他们面对失眠时的压力和无助，是没失眠过的人无法想象的。

市面上有关睡眠、失眠的书籍很多，从西医角度、从中医角度、从心理学角度甚至从食疗的角度来谈失眠，编者也多为业内的专家。而本书的作者是一位旅居海外多年的工程师，我称他李兄，此前我们只有过一次通话，聊了70分钟。

那段时间，我正在为"退役"做准备，着手创办一家心理咨询机构。李兄在豆瓣平台上的睡吧论坛，用户已超过三万人，我想看看有无合作的可能。电话那头的李兄非常诚恳，聊起他最初创建论坛是源于自己和身边人的失眠经历。起初，我对此颇有疑虑——一位没有医学、心理学背景的理工男，对失眠的认识能有多深？

李兄也很坦诚地告诉我，他并不认同仅从医学、心理学角度去干预失眠。他的直率和真诚让我敬佩，打理睡吧的十多年里，他初心不改，坚持非营利性方向，让每位成员获得团队的支持，感受到团队的力量。李兄逻辑性强，分析问题有条理，随着交流的深入，我发现他的睡吧平台是如此开放和抱持，对于会员提出的问题，平

台完全接纳并积极给予合理的解答，以平等的态度交流而不只是咨询或指导。

因此，我判断他的平台是感性的、有温度的。李兄为平台赋予了精神和情感，倾注了心血。理性的吧主、感性的平台，我也就理解了为何十年来志同道合的"失眠人"（背后也许夹杂着许多情绪困扰和现实因素）始终在此，并且大家都获益匪浅。

最近，得知李兄将睡吧十年的精华整理成书，我是十分期待的。有幸能读到《乔装的失眠》的初稿，让我更加了解李兄，也进一步了解正在经历失眠和经历过失眠的朋友，了解他们的心路历程。我想《乔装的失眠》对不同的读者群体都是有益的，它不仅为改善"非病理性因素"导致的失眠提供了有力的理论指导和实例支持，同时也对如何积极生活、处理负面情绪和正念减压等话题给出了积极的建议。它像一面镜子，让我们看到生活在不同国度、有着相似经历的群体，如何走出困境，重塑生活。作者思维严密，以运营大数据为抓手，与他一手打造的有温度且抱持的睡吧平台，组成了一个完美的"心理治疗师"。这个"治疗师"的工作手册就是《乔装的失眠》，读者可从中各取所需。

祝贺本书面世，祝贺李兄。

参 考 书 目

[1]乔斯坦·贾德. 苏菲的世界 [M]. 萧宝森，译. 北京：作家出版社，1996.

[2]JACOBS G D. Say good night to insomnia: changing your thoughts about sleep[M]. New York: Henry Holt and Company, 1999.

[3]杂阿含经：第一册[M]. 求那跋陀罗，译. 北京：华文出版社，2013.

[4]第欧根尼·拉尔修. 名哲言行录：第1卷[M]. 永翔，赵玉兰，祝和军，等译. 长春：吉林人民出版社，2011.

[5]迈彭仁波切. 大乘经庄严论释 [M]. 拉萨：藏文古籍出版社，2020.

[6]元亨寺汉译南传大藏经编译委员会编. 汉译南传大藏经：相应部：第1卷[M]. 高雄：元亨寺妙林出版社，1995.